東洋医学療法
温灸カッサ講座テキスト　目次

JN252281

はじめに

東洋医学の治療法として大注目の「温灸、カッサ療法」

「温灸、カッサ療法」という表現で紀元前の中国の文献に登場する最古のものは『山海経』という書です。熱の灸または石療法で、様々な病気の治療を行いました。「温灸、カッサ療法」は東洋医学の基礎として、現在400以上の疾患に対して効果的なアプローチ方法が有ると言われ、古くから東洋療法として親しまれてきました。特筆すべき事は現代医学では完治が難しいとされる五十肩、坐骨神経痛、椎間板ヘルニア、神経性頭痛をはじめ不妊症、生理不順など女性特有の不調や小顔、美肌などの美容にも「温灸、カッサ療法」はかなり有効だと注目されている事です。

薬草での病気治療は内治と言うのですが、「温灸、カッサ」は外治です。現代人特有のエネルギー不足で経絡が詰まる患者に対して病気を癒すだけではなく、精神にも良い作用を及ぼしストレスの緩和に効果があります。そして何よりも副作用の心配が無い事は、注目すべき点です。

「温灸、カッサ」講座の参加者様のお声として「前々から気にはなっていたのですがなかなかチャンスに恵まれずにいたところ、お店で体験をさせて頂いてとても気持ち良かったのを今でも覚えています」とか「私は肩こりが酷く美容にも興味があったので自分でも出来るようになればという思いだったのですが、リンパや中医学的な事も分かりやすく教えて頂きとても勉強になりました」など嬉しいお声を頂いております。

その喜びの反響から私たちは一層使いやすく勉強しやすいテキストを、今までの「温灸、カッサ」講座の内容を整理して作りあげました。このテキストを通じて東洋医学の「外治」を、自信を持って施術してあげられるようになって頂きたいと切に願っております。

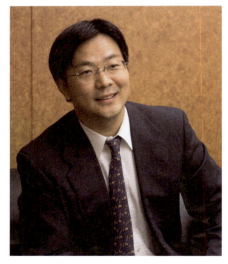

ソフトカッサ・邵氏温灸器 開発者

医学博士 邵 輝 (しょうき)

神戸東洋医療学院講師、産業医科大学非常勤講師、天津中医薬大学客員教授、鑑真学院教授、プーアル茶茶文化センター館長などを兼任。

毎日放送・情報番組「なるほど!」解説者(ツボ・漢方など東洋養生)、朝日カルチャー「薬膳入門」講師、NHK文化センター「食養生」講師、リーガロイヤルホテル、シェラトンホテル、阪神ホテル「薬膳セミナー」アドバイザーなど活動は多岐にわたる。英ウィメンズクリニックをはじめクリニックママ、谷口眼科、工藤クリニック、船戸クリニックなどの漢方相談も実施している。専門分野は鍼灸、漢方、ウイルス免疫学、遺伝子学。予防医学に焦点をあて、東洋医学の可能性を総合的な観点から追求されています。

タンポポに高い抗ウイルス効果及びホルモンに作用する事を突き止め、有効成分(T-1)の存在を発見。タンポポ研究の第一人者で、「タンポポ先生」とも呼ばれています。

Lesson 1
中医学について

今見直される健康の概念と「中医学」

考え直さなければならない「健康」の概念…
医学の進歩とは裏腹に増え続ける生活習慣病。
忘れてならないのは、病気にならないための"予防医学"です。

2016年になり、健康医療・介護福祉産業が今、一大転機にさしかかっています。

糖尿病やアトピー性皮膚炎などのような現代病が増加し続ける中、健康に対する考え方が変わり始め、病気の治療を重視してきた現代医学から、生活面を見直す「病気にならないための予防医学」へと移行しています。

そこで考えなくてはならないのが、これまでの健康の概念です。いろいろな生活習慣病や現代病をなくすためには、これまで他人任せだった健康管理を改め、病気の予防と治療に自分自身で積極的に取り組まなければなりません。今や私たちは自分の手で自分自身の健康を守らなければならない時代に突入してきたのです。

こうした現状のもと、スポットを浴びてきたのが中医学です。中医学は西洋医学と違った角度から人体を見つめ、人間の内部にある正気（抵抗力）と自然治癒力を高めることを重視します。正気が高まれば、たとえストレスやウィルスなどが体に悪い影響を与えたとしても、健康な体を保てるだけの抵抗力（補正気）も備わるため、病気から自分を守ることができ、また自然治癒力が高まると自然に体が癒され、自分の力で病気に打ち勝つことができるのです。

現代人にとって一番大切なのは、自然治癒力と癒す心

現代人にとって一番大切なのが、この自然治癒力と癒す心です。ところが私たちはこれらの力が弱くなっているために、病気になりやすくなっています。治癒力などは日頃の養生によって培われるものですが、その意識が一般の人に浸透していないためにその力を利用できないでいるようです。

中医学ではQOL（生活の質）を高める知恵が四千年もの長い経験から生まれ、「養生医学」として受け継がれてきました。

これは現代医学でおざなりにされてきた未病医学（予防医学）で、心身の相互依存関係、病気にならないための食生活の知恵なども伝えています。しかもツボ療法・生薬・漢方薬・薬膳・お茶・灸・推拿など実用的で、しかも長期に渡って付き合っていけるものがたくさんあり、予防医学に大いに役立っています。

陰陽学

陰陽学説の基本

　人間は一つの小宇宙としてとらえ、見事にととのった有機的な臓器組織器官を持った個体です。正常に機能し活動している個体の内部環境は、常にバランスを保ち、協調的に平衡を維持しています。体内の陰陽は常に互いに依存し互いに牽制し合い、両者は動的平衡を保ち生命を営んでいますが、陰陽のバランスが崩れると、一方の過剰もしくは衰えによって、陰陽の不協和が起こり、疾病が発生するものとされています。

自然界の陰陽

　四季の陰陽では春分・秋分と陰と陽が同じバランスで夏至は陽が極まった時、冬至は陰が極まった時とされています。又それぞれの季節の始まりは立春・立夏・立秋・立冬とされ、その前18日間を土用とされます。

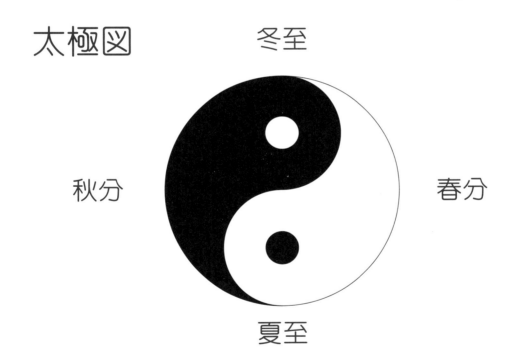

五行説

　五行学説では、世界は木・火・土・金・水という五種類の基本物質で構成され、それぞれは個として存在することが出来ず、互いに影響を及ぼし合いながらバランスを保って存在していると考えます。中国医学における五臓六腑などの臓器は五行学説に従って分類され、それぞれの臓器の特性・機能、或いは多臓器との関係は五行学説に基づいて決まります。

相生関係

　ある物質から、別の物質に働きかけることで、力を強くしたり、その存在を明確にしたりする働きをいいます。例えば、樹木は摩擦することで火を生み出し、土は長い年月をかけて金属や鉱物を形成します。このようにして、木は火を生み出し、火は土を生み出し、土は金を生み出し、金は水を生み出し、水は木を生み出すという変化を繰り返します。

相剋関係

　「剋」という文字には勝つ・苦しめるという意味があります。例えば、水が多すぎれば火が弱くなるというように剋す事でバランスが崩れます。同様に、木は土を剋し、土は水を剋し、水は火を剋し、火は金を剋し、金は木を剋す、というように5種類の性質が関与しあいます。

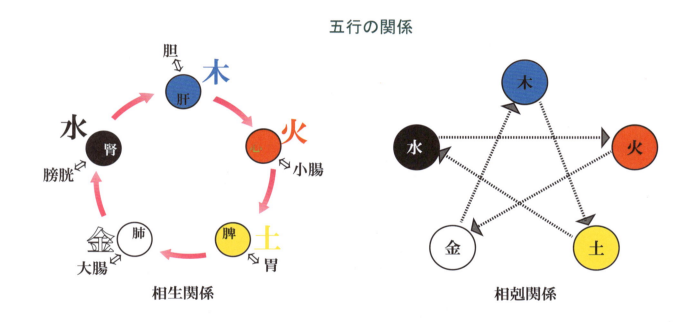

五行の関係

相生関係　　　　　　　　　　　　　　　相剋関係

五行分類表

　中国では古くから人々が学び、今も受け継がれている生活の基本的な考え方です。人の「生」はすべて五つの要素のバランスから成り立っており、このバランスを保つため、つまり健康に生活するために自然のリズムに沿った生活を勤めています。

	五臓	五腑	五官	五主	五華	五色	五味	五季	五志	五気
木	肝	胆	目	筋	爪	青	酸	春	怒	風
火	心	小腸	舌	血脈	顔	赤	苦	夏	喜	暑
土	脾	胃	口	筋肉	唇	黄	甘	土用	思	湿
金	肺	大腸	鼻	皮	毛	白	辛	秋	悲	燥
水	腎	膀胱	耳	骨	髪	黒	鹹	冬	恐	寒

経絡学説

経絡は人体の臓腑、組織、器官などを互いに連絡する通路です。人体のいたるところに張りめぐらされており、臓腑と体表、五官（目、舌、口、鼻、耳）、五体（筋、脈、肌肉、皮毛、骨）などを結びつけ、全体を統一しています。

経絡は経脈と絡脈に分けられます。経脈とは人体の最も主要な通路であり、身体を上下に流れる縦の通路で、十二経脈と奇経八脈に分けられます。一方、絡脈は経脈より別れ出て、表裏の経脈をつないでいます。絡脈からは孫絡と浮絡が出て、末端や皮毛など全身の各部を綱の目のように綱羅しています。その他に、十二経別、十二経筋、十二皮部などがあります。

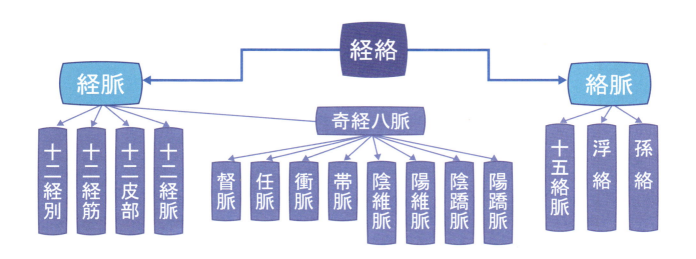

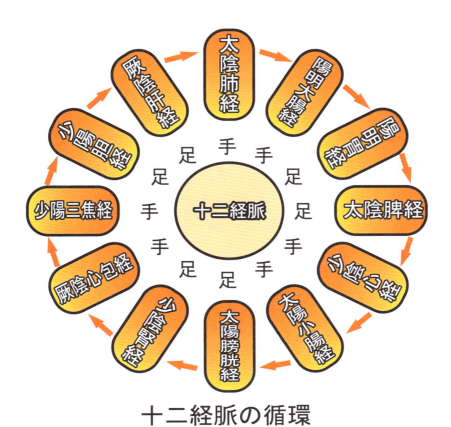

十二経脈の循環

経絡の動き

(1) 生理面
   ① 臓腑を互いに結び、臓腑と五官、臓腑と五体を結ぶ。
   ② 気、血などの栄養物質を全身に送る。

(2) 病理面
   ① 経絡は、外から侵入した病邪や体内で発生した病理産物が伝わる通路となる。
   ② 臓腑に疾病が発生すると、特定の経絡上に圧痛などの反応が現れたり、経絡を通じて五官など
     に特有の症状が現れる。

(3) 治療面
   ① 手技療法や鍼灸などの刺激を外から加えることで、疾病を治療することができる。
   ② 経絡を切経することで、疾病の状態を知ることができる。

　経は、径（みち）のことです。径がまっすぐなものは径であり、径から別れ流れで傍らにおこるものは絡となります。区切りをつけて十二に分かれていますが、真の中身は一つの脈からおこっています。もし医者でありながら経絡を知らなければ、まるで夜道を行くのに灯がないのと同じです。（医を）生業とする者は、よく知らなくてはなりません。

MEMO

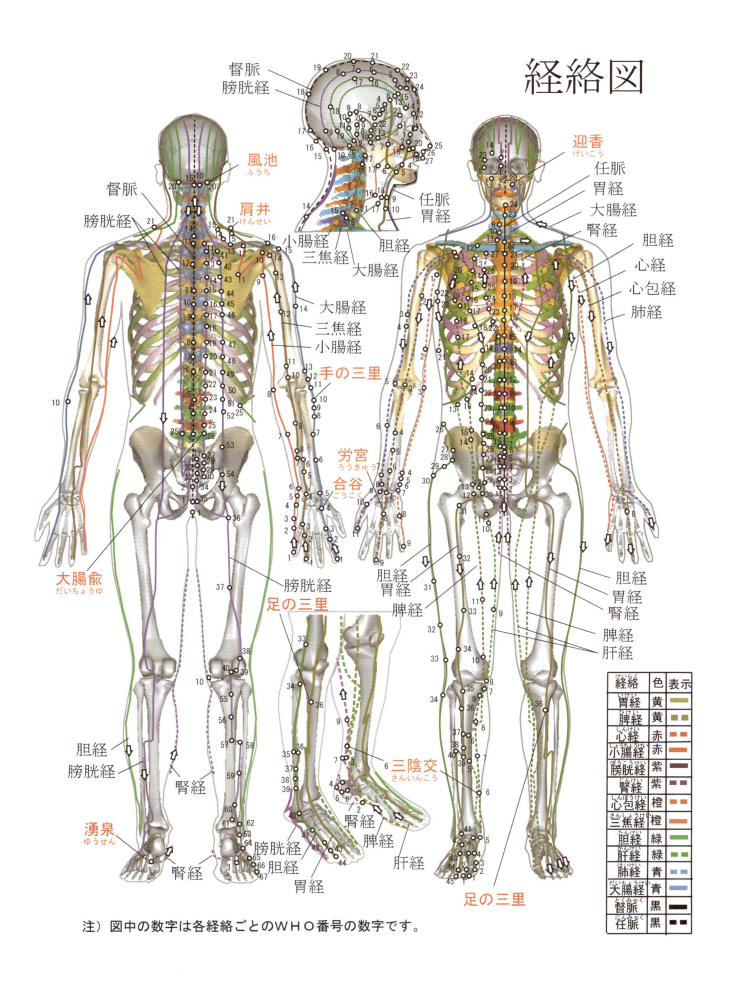

経絡図

注）図中の数字は各経絡ごとのＷＨＯ番号の数字です。

経絡	色	表示
胃経	黄	
脾経	黄	
心経	赤	
小腸経	赤	
膀胱経	紫	
腎経	紫	
心包経	橙	
三焦経	橙	
胆経	緑	
肝経	緑	
肺経	青	
大腸経	青	
督脈	黒	
任脈	黒	

Lesson 2
温灸・カッサ 各論

うつ症

気分が落ち込みやすく、不安感が強い方へ

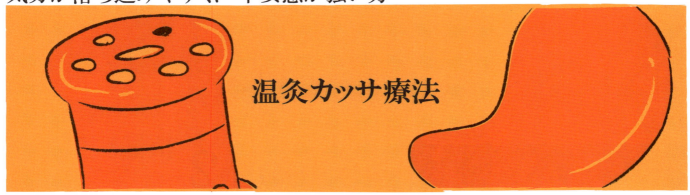

温灸カッサ療法

学びのポイント

うつには意欲の低下などの心の症状と、身体の不調など身体の症状があります。多くの方がうつ病という自覚がありません。実際にうつ病患者の半数以上が始めは内科を受診しています。

　うつ症状は心と身体の両方に現れます。身体の症状は心の症状に比べると分かりやすいものが多いです。心の症状としてあげられるのが「不安」「焦燥感」「イライラ」「無気力」など、毎日の生活の中で誰もが感じることはありますが、季節の変わり目やホルモンバランスの乱れなどが引き金となり、前述の症状が強く長く起こる事があります。

　「気が弱い」「気が小さい」など、日本語には心の状態を表す言葉が多いですが、気を使い過ぎると疲れてしまいます。東洋医学では心気虚と言い、ストレスが発生します。神社でお参りをする時に手を合わせますが、手を合わせて親指が胸に当たるところが壇中というツボです。ここを押した時に痛みがあると心にストレスがあります。足や太ももに静脈瘤が出ている方、手のひらに青筋がある方や紫色の方も気を付けましょう。手のひらに比べて指先の色が悪い方は末端の血流循環がよくありません。また心の気が弱くなっている方の舌は乾燥しています。このような方は両手首をブラブラ動かすと気が楽になります。これは心系の経絡と関係があります。心の経絡が手首を通っているので手首を振ると詰まりがとれます。

MEMO

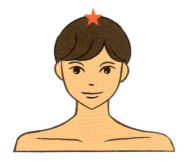

百会（ひゃくえ）

場所：左右の耳の穴を結んだラインと眉間の中心から頭のてっぺんに
　　　向けたラインが頭上で交わる部分。

効能：陽気を上げて、意識をはっきりさせる。

カッサ 百会のツボを中心にカッサを使って頭全体をまんべんなく刺激する。　**温灸** 温灸でツボを10分〜15分温める。

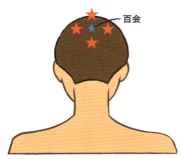

四神聡（ししんそう）

場所：百会（ひゃくえ）のツボを中心に前後左右指1本分外側の部分。
　　　計4か所が近くに集まっています。

効能：精神を安定させて、視力や聴力を回復させる。

カッサ 百会のツボを中心に四神聡を含めて頭全体をカッサを使ってまんべんなく刺激する。　**温灸** 温灸でツボを10分〜15分温める。

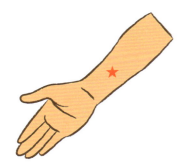

内関（ないかん）

場所：手のひら側。手首のシワから肘に向かって指3本分上の部分。

効能：気の巡りを整えて、胸のつかえを取り除く。

カッサ 手のひらに向かってカッサで赤みが出るまで優しく擦る。　**温灸** パインクリームを使用した後に温灸で10分〜15分温める。

他にも「天柱・完骨・神門」のツボもおすすめです。

温灸・カッサの使い方について

百会

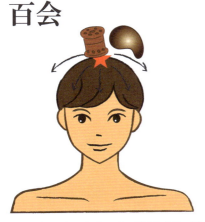

百会を中心にカッサプレートの陰部分を使い髪の毛の流れを整える様にしっかり流す。
カッサプレートで刺激後、温灸で温める。

四神聡

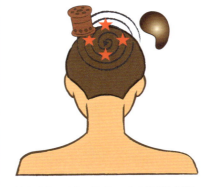

百会に向かってカッサプレートの陰部分を使い円を書きながら四神聡を刺激する。
カッサプレートで刺激後、温灸で温める。

内関

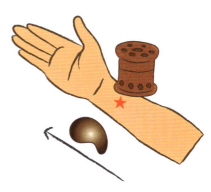

パインクリームを塗って温灸で温めた後、カッサプレートの陽の部分を使い手のひらに向かって刺激する。

呼吸器疾患

咳や息切れが気になる方へ

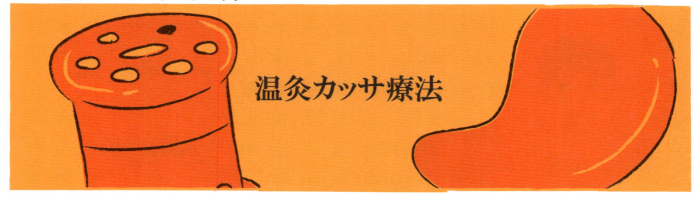

温灸カッサ療法

学びのポイント

呼吸器疾患には感染系、気道閉塞系、アレルギー系、腫瘍系、肺血管系、胸膜疾患系、呼吸不全等があります。
日本呼吸器学会は8月1日を肺の日と定め、禁煙を強く勧告しています。

　呼吸器疾患とは上気道・器官・気管支・肺・胸膜等、呼吸器に起こる疾患の総称であり、罹患した部分によって様々な症状があります。近年は肺がんやCOPD（慢性閉塞性肺疾患）、気管支喘息、小児喘息などが非常に増えてきています。COPD患者の90％は喫煙者であり、主な発生起因は喫煙といわれています。小児喘息は1歳から3歳が発症の最盛期で約8割を占めています。呼吸をする時に「ヒューヒュー」「ゼイゼイ」という音（喘鳴・ぜんめい）が聞こえると喘息発作の可能性があります。風邪をひく事で咳が長引き、喘鳴に繋がる事が多いようです。喘息は早期に治療を開始すれば症状を悪化させずに治療する事が可能です。

　東洋医学では呼吸器全般を肺と総称しており、鼻腔から始まり肺胞に至るまでの呼吸器の全てを指し、更に呼吸に伴う水分代謝・発汗調節なども含みます。

　原因としては様々で、感染や化学物質、アレルギー、ウィルス、過労、ストレスなど様々な刺激が引き金となり発症します。更にそこから炎症が広がれば様々な合併症が起こる事も考えられます。

　呼吸器疾患の予防にはカッサや邵氏温灸器が非常に効果的ですが、ウィルスの感染による症状が現れた場合にはショウキT－1をお勧めします。

MEMO

この症状におすすめのツボ

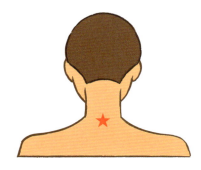

大椎 （だいつい）

場所：背中の中心で、首を前方に曲げた時に出る骨の下方のくぼみ部分。

効能：体内に発生した余分な熱や外邪を取り除く。

カッサ 少し赤みが出るまでカッサを使ってまんべんなくツボ周囲を刺激する。

温灸 パインクリームを使用した後に温灸で10分〜15分温める。

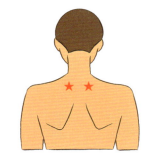

肺兪 （はいゆ）

場所：肩甲骨の内側のくぼみで、背中の中心から親指1本分外側の部分。

効能：肺の気を巡らせて、咳を止めて、喘息を落ち着かせる。

カッサ 腰から肺兪に向かって下から上にカッサで刺激する。

温灸 温灸で首・背中周りがしっかりと温もるまで温める。

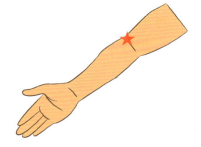

尺沢 （しゃくたく）

場所：肘のしわのラインで、親指側のくぼみ部分。

効能：肺の気を巡らせて、肺を潤す。

カッサ 親指に向かって赤みが出るまで優しくカッサで擦る。

温灸 パインクリームを使用した後に温灸で10分〜15分温める。

他にも「身柱・中府・壇中」のツボもおすすめです。

温灸・カッサの使い方について

大椎

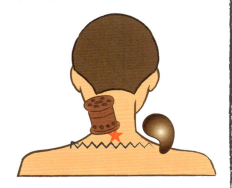

パインクリームを塗って温灸で温めた後、カッサプレートの陰部分を使い、大椎周囲をまんべんなく擦る。

肺兪

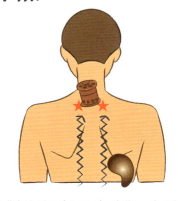

首や背中が温灸で十分に温まった後に、カッサプレートの陰部分を使い、腰から肺兪に向かって擦る。

尺沢

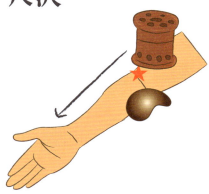

カッサプレートの陽の部分を親指に向かって赤みが出るまで優しく刺激する。パインクリームを使用すると滑りが良くなる。その後、温灸で温める。

ダイエット

体重・体型維持をされたい方へ

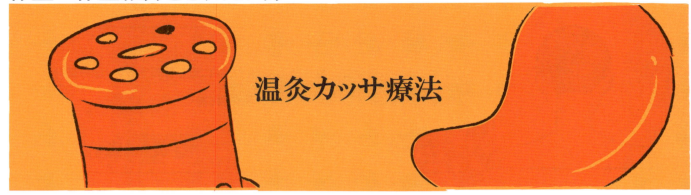

温灸カッサ療法

学びのポイント

極端な食事制限、 偏食、 薬剤使用など誤った方法は骨粗鬆症や摂取障害、 婦人科疾患の原因になります。 肥満の判断基準はBMIと体脂肪率、 体脂肪分布等があります。 体重増加を20代の時の10％以内に止めましょう。

　摂取カロリーが消費カロリーを上回り、 その余剰分が脂肪に変換され蓄積する事で肥満になっていきます。 食べ過ぎによる肥満の人もいれば、 見た目は細くても内臓や血液中に脂肪が多く蓄積する「内臓脂肪型肥満」の方も多くいます。

　肥満の原因は大きく3つあります。 肥満の原因を追究し理解したうえで自分に適したダイエット法を見つける事が成功に繋がると言えるでしょう。

⑴ 食べ過ぎ：ストレスが溜まると食べる事によってストレスを解消しようとします。 食べる事によりセニトロンという精神を安定させる物質が分泌されるからです。

⑵ 老化・運動不足による基礎代謝の低下：老化や運動不足により消費エネルギーが少なくなることはもちろん、 筋肉の低下、 体温の低下により基礎代謝が低下します。

⑶ ホルモンバランス・自律神経の乱れ：肥満ホルモンと呼ばれるインスリンのバランスが大切です。 血糖値の急上昇や高血糖が続くとインスリンの過剰分泌が起こり、 脂肪を溜め込むように働いてしまいます。 高カロリーの食事を避け、 最初に野菜を食べましょう。 お米などの糖質を最後にすることだけでも血糖値の上昇を抑える事ができます。

　さらに肥満には肥満遺伝子も関係していると考えられています。 これは基礎代謝を下げ、 エネルギーを消費しにくくする作用がある遺伝子で、 飢餓にさらされることが多かった人類が少ない食べ物でも生き延びるために身につけたものです。 ただし、 より大きく影響するのは環境要因です。

MEMO

この症状におすすめのツボ

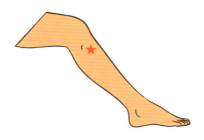

足三里（あしさんり）

場所：足の外側で膝下から指4本分下の部分。

効能：胃腸機能を改善させ、気を補い、痰を取り除く。

カッサ 足首から足三里に向かって程よい力加減で刺激する。

温灸 カッサで刺激後、温灸で左右の足三里を温める。

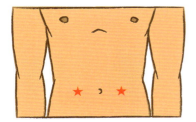

天枢（てんすう）

場所：へそから指3本分外側の部分。

効能：胃腸への気の流れを整えて、食べ物の消化を促進させる。

カッサ 右の天枢から腸の流れに沿って優しく刺激し、最後に左天枢を直接刺激する。

温灸 カッサで刺激後、温灸で左右の天枢を温める。

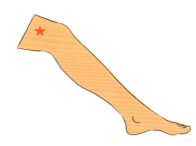

血海（けっかい）

場所：足の内側で膝上から指3本分上の部分。

効能：代謝を上げて、体を温める。

カッサ 血海周囲を直接刺激し、鼠蹊部までカッサで流す。

温灸 カッサで刺激後、温灸で左右の血海を温める。

他にも「中脘・帯脈・豊隆」のツボもおすすめです。

温灸・カッサの使い方について

足三里

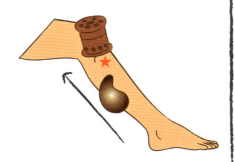

カッサプレートの陰部分を使い、足首から足三里に向かって流した後に、温灸で左右のツボをしっかりと温める。

天枢

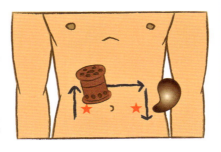

カッサプレートの陰部分を使い、右天枢から腸の流れに沿って、左天枢に向かって優しく刺激し、腸の動きを意識する。カッサで流した後に、温灸で左右のツボをしっかりと温める。

血海

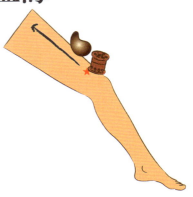

カッサプレートの陽部分を使い、血海から鼠蹊部に向かって流した後に、温灸で左右のツボをしっかりと温める。

熱中症・夏バテ

体内に熱がこもりがちな方へ

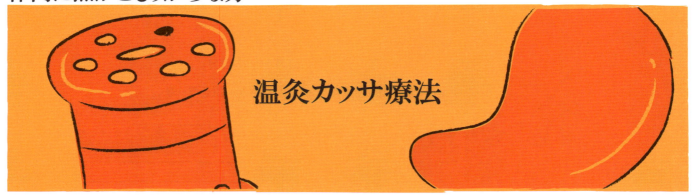

温灸カッサ療法

学びのポイント

性別では男性が全体のおよそ3分の2を占めており、65歳以上が最も多くなっています。人が温度差に耐えられるのは±5℃です。部屋の温度を27〜28℃に設定すると夏バテ予防になります。

　熱中症とは、運動や暑熱から起こる体の障害の総称で、「熱射病」や「日射病」と呼ばれているものは重症の熱中症のことです。

　熱射病は視床下部の体温を正常に保とうとする機能が低下し、発汗が無くなり体温が40℃を超えて、そのままでは死に至る極めて緊急性の高い状態を指します。このうち、太陽光がその一因となるものを日射病といいます。

　熱中症は、発汗する事により体温を下げる事が重要な為、高齢者、糖尿病患者、アルコール依存症患者は陥りやすいとされています。頭痛や疲労感を主とすることから、筋肉にこむら返りが起きたり、熱けいれん、脱水、吐き気、意識がなくなる場合もあります。体は体温を維持しようと汗をかいたり血管を広げたりして体温を逃がそうとします。これは自律神経の働きによる為、自律神経のバランスを保つツボ「百会」に温灸をおススメします。高温・多湿な状態では体温を一定に保とうとしてエネルギーを消費し、特に負担が強い場合や、長引いたりすると体に溜まった熱を外に出すことが出来なくなります。

　空調設備が普及した現代では気温と湿度の急激な変化により、自律神経のバランスが崩れて起こることも多く、また、気候の変化が激しい梅雨や初夏にも起こりやすく様々な症状が現れるのが夏バテです。

MEMO

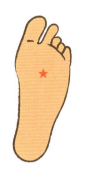

湧泉（ゆうせん）

場所：足の指を曲げた時に、深いくぼみが出来る部分。

効能：意識を回復させ、熱によって生まれた火邪を取り除く。

カッサ	踵から湧泉に向かってカッサで流す。温灸のみでもOK。	温灸	左右の湧泉を10分ほど温灸で温める。

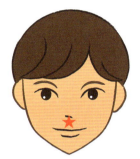

人中（じんちゅう）

場所：顔の中心で鼻下のくぼみ部分。

効能：意識を回復させて、体内の余分な熱を取り除く。

カッサ	直接ツボをパインクリームを使用しカッサで刺激する。顔の皮膚はデリケートなので優しく擦る。

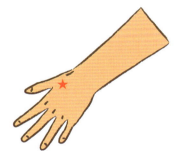

合谷（ごうこく）

場所：手の甲で、人差し指の付け根と手首の中点部分。

効能：体内の余分な熱を取り除き、精神を安定させる。

カッサ	直接ツボをカッサで刺激する。パインクリームを使用すると滑りが良くなる。上手くツボにカッサが当たると手の甲全体に鈍い痛みがある。	温灸	カッサで刺激後、左右の合谷を10分ほど温灸で温める。

他にも「百会・内関・中衝」のツボもおすすめです。

温灸・カッサの**使い方**について

湧泉

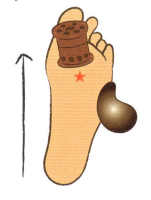

パインクリームを塗って温灸で温めた後、カッサの陽部分を使い、踵から湧泉に向かって足裏をまんべんなく擦る。

人中

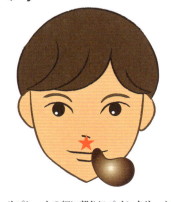

カッサプレートの細い部分にパインクリームを塗って人中を直接刺激する。強い刺激をすると赤みやあざの原因になるので注意。

合谷

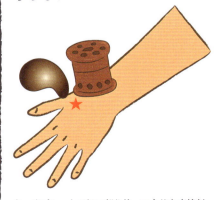

カッサプレートの細い部分使って合谷を直接刺激する。ツボに入ると痛みが強いので、力加減に気をつける。その後、温灸で温める。

頭痛

辛い痛みが続いている方へ

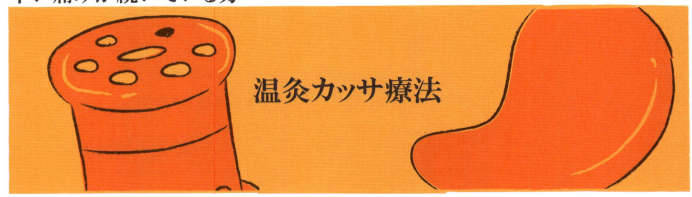

温灸カッサ療法

学びのポイント

頭痛の中にも命の危険が伴うものと、そうでないものがあり、症状や原因を理解する必要があります。世界保健機構（WHO）によれば、頭痛は健康寿命を短縮する理由の内、男性で19番目、女性で12番目としています。

　頭痛は頭部に感じる痛みのうち、表面痛でないものです。様々なタイプの痛みを含んだ幅の広い症状であり、良くある症状である一方、これを主症状とする致命的疾患でもあります。

　頭痛はありふれた症状で、外来初診患者の約10%が頭痛を主訴とします。日本人の3～4人に1人が「頭痛持ち」であり、日常生活に支障ある頭痛を経験する人もいます。男性よりも女性のほうが頭痛の症状を訴えることが多いです。

　女性が訴えることが多い頭痛の1つに生理時に伴うものがありますが、これは生理中にエストロゲンが血中から減少し、それがセロトニンに何等かの影響を与えて片頭痛を引き起こしやすくなるからではないかとも考えられています。

　頭痛が発症する原因としては、精神的・身体的ストレスや筋肉の緊張などが複雑に絡み合っていると考えられています。精神的ストレスの原因としては心配事や不安・悩みを抱えること等で、これによって自律神経がうまく機能しなくなると、筋肉が緊張していなくても頭痛を訴えることがあるとも考えられています。身体的ストレスの原因としては無理な姿勢・合わない枕・目の酷使などがあり、特に目や肩などにストレスが集中してかかると周囲の筋肉がこわばって血行が悪くなり（肩こり）、さらに疲労物質などがたまって周囲の神経を刺激し、頭痛を招くと考えられています。

MEMO

この症状におすすめのツボ

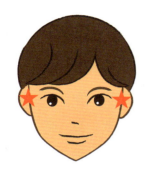

太陽（たいよう）

場所：眉尻と目尻を結んだ線上で、指1本分後ろのくぼんだ部分。

効能：経絡の流れを整えて、痛みを止める。

| カッサ | パインクリームを使って眼球にカッサが当たらない様に刺激する。強く擦るとあざが出来やすいので注意。 | 温灸 | 布の上から温灸で10分〜15分温める。 |

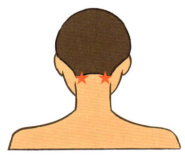

風池（ふうち）

場所：後頭部で首の中心から僧帽筋の盛り上がりを超えたくぼみの部分。

効能：首のコリを取り除き、血流を改善させる。

| カッサ | パインクリームを使って後頭部のラインに沿って刺激する。無理な力を加えて刺激すると揉み返しの原因になるので注意。 | 温灸 | パインクリームを使用した後に温灸で10分〜15分温める。 |

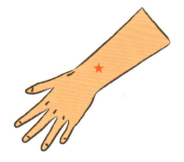

外関（がいかん）

場所：手の甲で手首のシワから肘に向かって指3本分上の部分。

効能：経絡の流れを整えて、頭痛の痛みを抑える。

| カッサ | 手の甲に向かってカッサで赤みが出るまで優しく擦る。 | 温灸 | パインクリームを使用した後に温灸で10分〜15分温める。 |

他にも「天柱・完骨・列欠」のツボもおすすめです。

温灸・カッサの使い方について

太陽

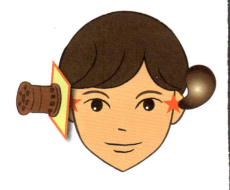

パインクリームをカッサの細い部分につけて強い刺激にならない様に気を付けて直接刺激。その後、布を当てて間接的に温灸で温める。

風池

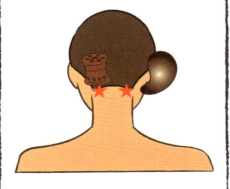

パインクリームをカッサの細い部分につけて後頭部のラインに沿ってツボを刺激する。その後、温灸でしっかりと温める。

外関

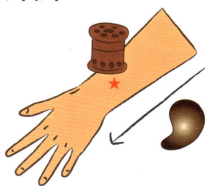

パインクリームを塗って温灸で温めた後、カッサプレートの陰の部分を使い手の甲に向かって刺激する。

生理痛・不妊症

体質を改善されたい方へ

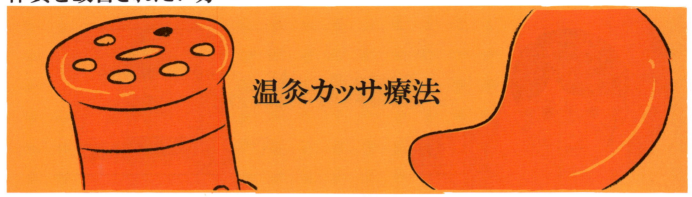

温灸カッサ療法

学びのポイント

生理痛を16歳から50歳までの女性の約2割は感じていませんが、約8割の女性は生理痛を訴えています。不妊症の原因は、男性が40％、女性が40％、両方ともが15％、原因不明が5％となっており、男女同等です。

　月経痛（生理痛）は、子宮が一生懸命血液を送り出そうとするために生じます。症状やその程度は人によって様々です。

　生理前になると、黄体ホルモンの分泌量は排卵後急激に増え、受精卵が着床せず生理が起こると一気に減ります。この大きな変化で、身体をコントロールする自律神経がバランスをくずし、頭痛や胃痛、イライラなどの不調を引き起こします。また黄体ホルモンは乳腺を発達させる、体温を上げる、体内の水分を引き出すなどの作用もあるため、乳房が痛くなる事やだるさや下半身のむくみも起こりやすくなります。生理の1〜2週間前から生理が始まるまで現れるこれらの症状は、月経前症候群と呼ばれています。

　生理直前から前半まで、プロスタグランジンという物質が急に増えます。この物質は子宮の収縮を促して経血を身体の外に排出する役割を果たします。この量が多すぎると収縮が強くなりキリキリとした痛みが発生します。血管を収縮させる作用もあるので、腰痛やだるさ、冷えがひどくなります。さらに胃腸の動きにも影響を与え、吐き気や下痢の原因にもなります。実は陣痛のときの痛みもこのプロスタグランジンが原因です。

　うっ血とは血液の流れが滞ること。骨盤を中心に血液の流れが悪くなり、下腹部の鈍痛や腰回りの重苦しい感覚を引き起こします。

　痛みは下腹部が充血しないように体を温め、血液循環をよくすると軽減されてホルモンバランスを整える事により、不妊症の対策にもなります。

MEMO

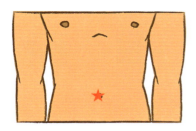

神闕（しんけつ）

場所：へその中心。

効能：陽気を補って、腸の働きを整える。

温灸 パインクリームを腹部全体に塗ってツボをしっかりと温める。

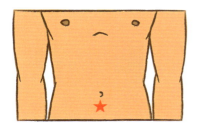

関元（かんげん）

場所：腹部の中心。へそから指4本分下の部分。

効能：元気を補って、月経の調整をする。

カッサ ツボを中心に、カッサで腹部をほぐすように刺激。　**温灸** パインクリームを腹部全体に塗ってツボをしっかりと温める。

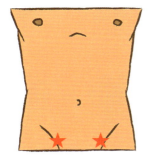

気衝（きしょう）

場所：鼠蹊部で、大腿動脈の拍動している部分。

効能：経絡の通りを良くし、妊娠を促す。

カッサ ツボを中心に、カッサで鼠蹊部をほぐすように刺激。　**温灸** パインクリームを腹部全体に塗ってツボをしっかりと温める。

他にも「子宮・人迎・水泉」のツボもおすすめです。

温灸・カッサの使い方について

神闕
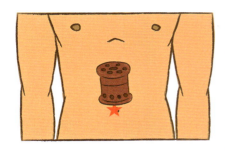

パインクリームを腹部全体に塗って温灸を直接ツボの上にのせてしっかりと温める。熱すぎないか確認しながら温め続ける。

関元
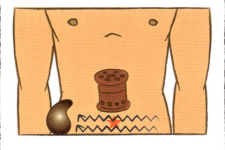

温灸で腹部が温まった後に、カッサプレートの陰部分を使い、腹部全体を刺激し柔らかくする。

気衝
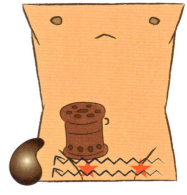

温灸で腹部が温まった後に、カッサプレートの陰部分を使い、腹部全体を刺激し柔らかくする。

美顔

美を大切にされている方へ

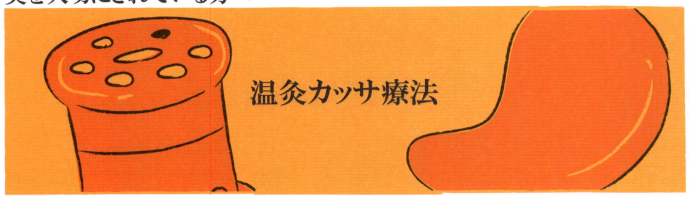

温灸カッサ療法

学びのポイント

たるんだ顔をそのままにしておくと、 表情筋の衰える原因になります。 お肌の水分が失われると、 ハリの元となるコラーゲンが傷み、 弾力が無くなりたるみにつながります。

顔のたるみやシミ・しわの根本的な原因は「皮膚の老化」と「筋力の低下」です。 真皮層にある「コラーゲン」や「弾力線維 （エラスチン）」が加齢によって減少することで、 肌の弾力が失われます。

その他にも紫外線による光老化という症状によるものや乾燥によるもの、 ストレスや喫煙などによる活性酸素によるもの、 加齢による角質や真皮層の弾力低下、 女性ホルモンの減少、 顔の筋力の低下などがあげられます。

(1) 紫外線による影響：紫外線は表皮の細胞を破壊してしまい、 肌の弾力が失われてしまいます。 弾力が失った肌は、 シワやたるみを作り肌をどんどん老化させていきます。また、 紫外線は皮膚がんの原因にもなってしまいます。 シワやたるみを予防するだけでなく、 皮膚がんにならないためにも紫外線対策はしっかりしておくべきです。

(2) 女性ホルモンの減少による影響：女性ホルモンは、 加齢によって分泌量が減っていきます。 女性ホルモンの分泌量が減ると、 体内でコラーゲンが作られにくくなり、 紫外線や外部からダメージを受けやすい皮膚になってしまいます。 そのため、 シワやたるみがどんどん増えてきてしまいます。

(3) 喫煙による影響：たばこを吸うと血管の細胞を傷つけ、 毛細血管を収縮させてしまいます。 その結果、 血流が悪くなり、 お肌に十分な栄養が行き渡らなくなってしまいます。

余談ですが喫煙が習慣化すると、 たばこに含まれている有害物質により、 急激に老け顔になってしまうこともあるようです。

MEMO

この症状におすすめのツボ

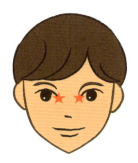

晴明（せいめい）
場所：目頭のすぐ近くのくぼみ部分。

効能：目の疲れを取り除き、クマなどのくすみを明るくさせる。

カッサ 直接ツボをパインクリームを使用しカッサで刺激する。顔の皮膚はデリケートなので優しく擦る。

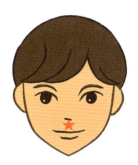

人中（じんちゅう）
場所：顔の中心で鼻下のくぼみ部分。

効能：顔の血流を改善させて、顔色をいきいきとさせる。

カッサ 直接ツボをパインクリームを使用しカッサで刺激する。顔の皮膚はデリケートなので優しく擦る。

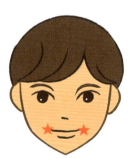

地倉（ちそう）
場所：口角のすぐ近くの部分。

効能：筋肉を緩めて伸ばし、経絡の流れを整える。

カッサ 直接ツボをパインクリームを使用しカッサで刺激する。顔の皮膚はデリケートなので優しく擦る。　**温灸** 布の上から温灸で10分〜15分温める。

他にも「客主人・気舎」のツボもおすすめです。

温灸・カッサの使い方について

晴明
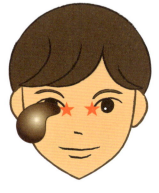
カッサプレートの細い部分にパインクリームを塗って晴明を直接刺激する。強い刺激をすると赤みやあざの原因になるので注意。

人中
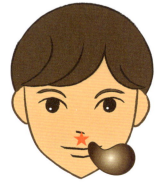
カッサプレートの細い部分にパインクリームを塗って人中を直接刺激する。強い刺激をすると赤みやあざの原因になるので注意。

地倉
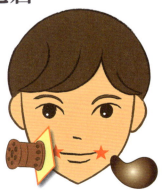
カッサプレートの細い部分にパインクリームを塗って地倉を直接刺激する。強い刺激をすると赤みやあざの原因になるので注意。その後、布を当てて間接的に温灸で温める。

腰痛

だるくて重たい腰の痛みをお持ちの方へ

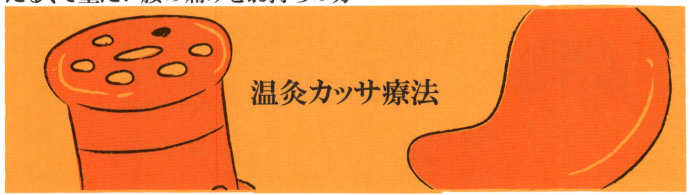

温灸カッサ療法

学びのポイント

腰痛の原因は、 外傷・内臓の病気・腰椎の病気・同じ姿勢での作業・肥満や運動不足・ストレスなどになります。 女性は子宮や卵巣などの病気でも腰痛になる事があるので、 男性よりも気を付けなければなりません。

　腰痛は、 厚生労働省の調査によると、 身体の悩みとして男性では1位、 女性では2位と報告されています。

　腰痛の原因は様々ですが、 原因が特定できるものはわずか約15%程度と言われています。 代表的なものは、 腰椎が直接障害される圧迫骨折や、 椎間板ヘルニアなどがありますが、 その他、 細菌感染や癌、 臓器や血管などの病気が原因となり、 腰痛を引き起こすこともあります。 一方、 残りの約85%は、 レントゲンなどの検査をしても原因が特定できないと言われています。 このような腰痛では、 生活習慣、 ストレスや不眠などの心の状態が影響していることもあります。 また、 末梢神経のダメージによって痛みが生じることもあります。

　特に注意が必要なのは、 立ち方や座り方の姿勢が悪い人、 華奢な人、 筋肉のバランスが悪い人、 肥満、 仕事上長く同じ姿勢を続けている人、 重い荷物の運搬やスポーツ関係などの仕事で腰への負担が多い方は腰痛に注意してください。

　次に、女性の腰痛の原因として考えられる病気ですが、生理痛、出産後の仙腸関節炎、子宮筋腫、子宮内膜症、卵巣嚢腫、 月経困難症、 子宮頸管炎、 更年期障害などがあります。 腰痛が激痛の場合は、 整形外科系の要因の可能性が高いです。 鈍痛は、 神経系の要因の可能性が高く、 生理前後に感じる腰痛は、 婦人科系の病気の可能性があります。

　余談ですが、 定年退職腰痛と言われる、 特殊なケースもあります。 定年退職を迎えたご主人が、 ずっと家にいることがストレスで、 腰痛になる原因もあります。

MEMO

この症状におすすめのツボ

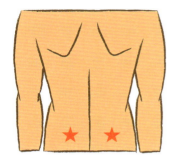

大腸兪（だいちょうゆ）

場所：骨盤のラインで、背中の中心から4.5cm外側の部分。

効能：気の詰まりを改善させて、痛みを緩やかにする。

| カッサ | 大腸兪から背中に向かって下から上にカッサで刺激する。 | 温灸 | 温灸で腰・背中周りがしっかりと温まるまで温める。 |

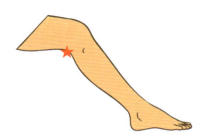

委中（いちゅう）

場所：膝の裏側で、曲げた時に出来るしわの中心部分。

効能：経絡の流れを整えて、解毒させる。

| カッサ | ふくらはぎから膝裏に向かって筋肉をほぐすようにして流す。 | 温灸 | 温灸で膝・足先がしっかりと温もるまで温める。 |

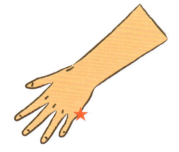

後渓（こうけい）

場所：手の甲で小指の付け根。手のひらとの境目部分。

効能：痛みを緩やかにして、体内の余分な熱を冷ます。

| カッサ | 直接ツボをカッサで刺激する。パインクリームを使用すると滑りが良くなる。上手くツボにカッサが当たると小指全体に鈍い痛みがある。 | 温灸 | 左右の後渓を10分ほど温灸で温める。 |

他にも「環跳・腰痛点・崑崙」のツボもおすすめです。

温灸・カッサの使い方について

大腸兪

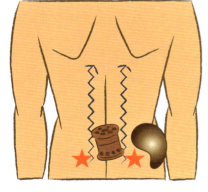

腰や背中が温灸で十分に温まった後に、カッサプレートの陰部分を使い、大腸兪から背中に向かって擦る。

委中

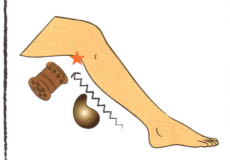

カッサプレートの陰部分を使い、ふくらはぎから膝裏に向かってこり固まった筋肉をほぐしながらまんべんなく擦る。その後、温灸で温める。

後渓

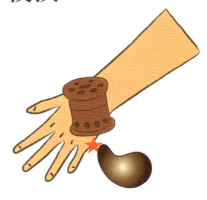

カッサプレートの細い部分使って後渓を直接刺激する。ツボに当たり難いところなのでカッサプレートの使用方法を工夫して刺激。その後、温灸で温める。

肩こり

姿勢やデスクワーク、日常生活で肩こりが気になる方へ

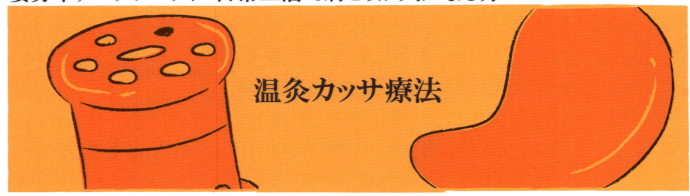

温灸カッサ療法

学びのポイント

筋肉に疲労物質が溜まると、コリや痛みの原因になることもあります。固くなった筋肉によって血管が圧迫され、血管の弾力が落ちると血液の流れが悪くなり、コリや痛みの原因にもなります。

　肩こりは、腰痛と同じように悩まれている方が多い症状です。身体の悩みとしては、女性が1位で、男性が2位となっています。（厚生労働省調べ）

⑴　筋肉の緊張：デスクワークやスマホ操作などの前かがみになる姿勢や猫背などの姿勢の悪い状態を続けてしまうと、首から肩の筋肉が緊張し、疲労が生じるため血流が悪くなり肩こりを起こしてしまいます。

⑵　運動不足：血液は、心臓のポンプ作用により全身に運ばれていますが、実は心臓だけでなく筋肉の収縮と弛緩の作用にも同じく血液をめぐらせる働きがあります。筋肉は、血液を送るポンプの役割もあります。運動不足になると、筋力が低下し、血液を送り出す力が不足するため、血流が悪くなります。すると、新鮮な酸素や栄養分が十分に伝わらず、疲れやすいうえ、肩こりになりやすい体になってしまいます。

⑶　ストレス：日々のストレスは強く感じれば感じるほど全身の筋肉が緊張し、肩こりの原因である抗重力筋の緊張も免れません。さらに、強いストレスは血管自体を収縮させてしまうので、筋肉の中で血流障害が起こり、筋肉疲労から肩こりになるのです。

　余談ですが、日本で肩こりという症状が広まったのは、「夏目漱石」の『門』という作品がきっかけだという説があります。

```
MEMO




```

この症状におすすめの**ツボ**

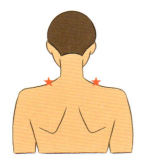

肩井（けんせい）

場所：首を前方に曲げた時に出る骨と、肩の端を結んだ線の中心部分。

効能：体内の余分な熱を冷まして、痛みを止める。

| **カッサ** | 首の付け根からツボを刺激し肩まで筋肉のこりを意識しながらカッサで流す。 | **温灸** | 温灸で肩・腕周りがしっかりと温もるまで温める。 |

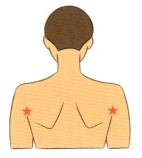

肩貞（けんてい）

場所：背中側。脇をしめた時に出来るしわの上方部分。

効能：経絡の流れをよくして、脇まわりの筋肉をゆるめる。

| **カッサ** | 脇まわり・二の腕のこりをほぐすイメージでツボから脇下をまんべんなくカッサで刺激。 | **温灸** | 温灸で脇下・腕周りがしっかりと温もるまで温める。 |

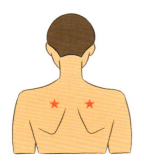

曲垣（きょくえん）

場所：肩甲骨の上内側にあるくぼみ部分。

効能：筋肉を緩めて、精神を和らげる。

| **カッサ** | 肩甲骨全体をカッサで刺激。骨がある部分なので痛みが出ない様に注意。 | **温灸** | 温灸で背中周りがしっかりと温もるまで温める。 |

他にも「手三里・肩外愈・上廉」のツボもおすすめです。

温灸・カッサの**使い方**について

肩井
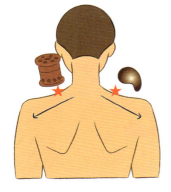

肩や腕周りが温灸で十分に温まった後に、カッサプレートの陰部分を使い肩のこりが流るようにしっかりと刺激する。

肩貞
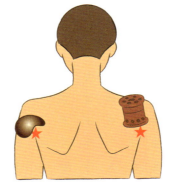

脇下や腕周りが温灸で十分に温まった後に、カッサプレートの陰部分を使いツボを中心に脇下・二の腕周りをしっかりと刺激する。

曲垣
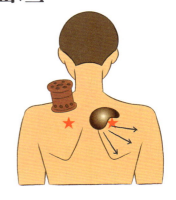

背中周りが温灸で十分に温まった後に、カッサプレートの陰部分を使い肩甲骨周囲のこりが流るようにしっかりと刺激する。

胃腸障害

胃がもたれ気味な方へ

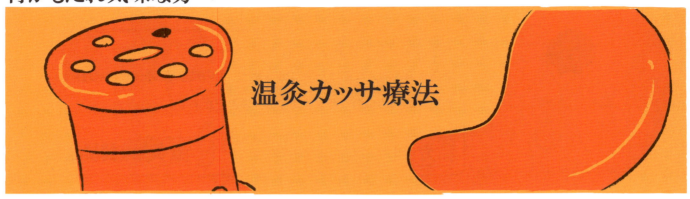

温灸カッサ療法

学びのポイント

胃もたれ、胃痛、胸やけなどの症状は「慢性胃炎」と診断されることが多かったようです。胃腸障害をひとくくりにして「機能性胃腸症（FD）」と呼ばれるようになりました。

機能性胃腸症（FD）は、食後のもたれ感、早期膨満感、心窩部痛（みぞおちの痛み）、心窩部灼熱感が主な症状で、吐き気、おう吐、げっぷなどがあります。

以下の3つのタイプに分けられます。日本では運動不全型が全体の約6割を占めています。

(1) 運動不全型 - 吐き気、おう吐、腹部膨満感、食欲不振、胃もたれなどの主症状がある。

(2) 潰瘍型 - 空腹時や夜間に起こるみぞおちの痛みが主症状である。

(3) 非特異型 - 上記2つの型のいずれにも分類できず、常にいずれかの症状をもっている。

東洋医学の考え方では、胃腸障害は、身体に「湿」や「熱」が溜まります。そのため6～8月の夏の時期に起こしやすい症状です。「熱」は「湿」といっしょに気や血の巡りを邪魔して、便秘やアレルギー疾患、ニキビなどの様々な不調を引き起こします。

温灸で気血の巡りを良くし、カッサでツボを刺激して余分な「熱」や「湿」を取り除きましょう。また「湿」を取り除くには、たんぽぽ茶ショウキT－1も利水作用があり有効です。

予防・改善のための生活習慣として、暴飲暴食をせず規則正しい食生活が推奨されます。またストレスの減少と十分な睡眠が必要となります。

MEMO

この症状におすすめのツボ

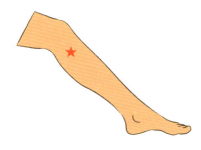

陰陵泉（いんりょうせん）

場所：足の内側で足首から骨沿いをさすり上げた時に指が止まる部分。

効能：余分な水分を出して、痛みを止める。

| カッサ | 足首から陰陵泉に向かって程よい力加減で刺激する。 | 温灸 | カッサで刺激後、温灸で左右の陰陵泉を温める。 |

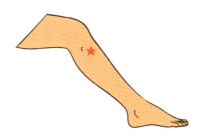

足三里（あしさんり）

場所：足の外側で膝下から指4本分下の部分。

効能：胃腸機能を改善させ、気を補い、痰を取り除く。

| カッサ | 足首から足三里に向かって程よい力加減で刺激する。 | 温灸 | カッサで刺激後、温灸で左右の足三里を温める。 |

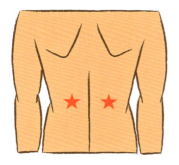

胃兪（いゆ）

場所：背中側。みぞおちの高さで背中の中心から4.5cm外側の部分。

効能：胃腸機能を改善させ、安定させる。

| カッサ | 腰から胃兪に向かって下から上にカッサで刺激する。 | 温灸 | 温灸で腰・背中周りがしっかりと温もるまで温める。 |

他にも「上巨虚・中脘・天枢」のツボもおすすめです。

温灸・カッサの使い方について

陰陵泉

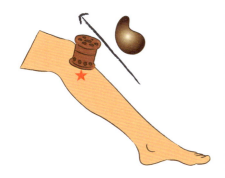

カッサプレートの陽部分を使い、陰陵泉から鼠蹊部に向かって流した後に、温灸で左右のツボをしっかりと温める。

足三里

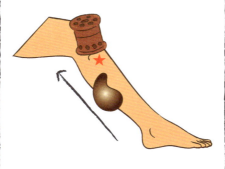

カッサプレートの陰部分を使い、足首から足三里に向かって流した後に、温灸で左右のツボをしっかりと温める。

胃兪

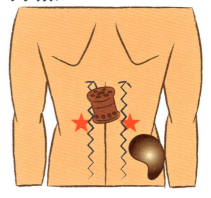

腰や背中が温灸で十分に温まった後に、カッサプレートの陰部分を使い、腰から胃兪に向かって擦る。

花粉症

くしゃみ・鼻水・目のかゆみが気になる方へ

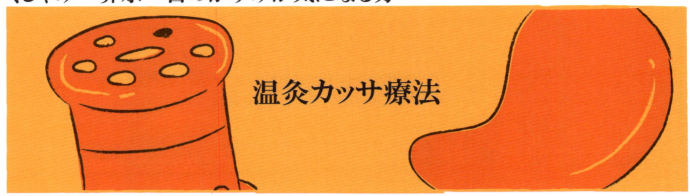

温灸カッサ療法

学びのポイント

主な症状は、くしゃみ、鼻水、鼻詰まり、目のかゆみとされ、一般に花粉症の4大症状と呼ばれます。花粉症は、1998年と2008年で比較すると、有病率は19.6％から29.8％へと1.5倍に増加しています。

　花粉症の原因は花粉（アレルゲン）です。花粉が目や鼻の粘膜に接触することでアレルギー症状が現れます。目のアレルギーの代表例は結膜花粉症で、急性アレルギー性結膜炎とも呼ばれています。花粉によってスギ結膜花粉症、イネ科・キク科結膜花粉症などに分類されます。

　まず花粉が結膜にくっつくと、IgE抗体が作り出されます。侵入した花粉と作り出されたIgE抗体が反応してヒスタミンなどの化学伝達物質を吐き出し、アレルギー症状を引き起こします。ヒスタミンは、結膜表面に存在する神経を刺激してかゆみを引き起こします。さらに血管に作用して血管壁をゆるめ、血液中の水分や白血球を血管の外へ滲み出させてしまいます。滲み出した白血球によってまぶたの腫れ、結膜の浮腫が生じます。アレルギー体質の人は普通の人に比べ、ヒスタミンに対してはるかに敏感だと言われています。

　東洋医学の考え方では、脾の働きの低下から水の代謝が悪くなりアレルギーが出やすくなると言われます。温灸で血流を良くして、カッサで水の流れを良くすることで花粉症の予防・改善に繋がります。

MEMO

この症状におすすめの**ツボ**

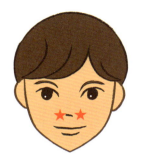

迎香（げいこう）
場所：鼻の鼻翼部分。 押すと鼻全体に鈍い痛みが出る部分。

効能：体内の余分な熱を冷まして、 鼻の通りを良くする。

カッサ 直接ツボをパインクリームを使用しカッサで刺激する。 顔の皮膚はデリケートなので優しく擦る。

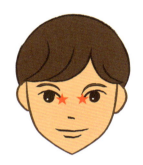

晴明（せいめい）
場所：目頭のすぐ近くのくぼみ部分。

効能：目の疲れを取り除き、 かゆみや涙などを改善させる。

カッサ 直接ツボをパインクリームを使用しカッサで刺激する。 顔の皮膚はデリケートなので優しく擦る。

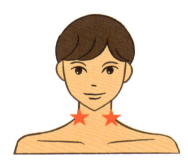

人迎（じんげい）
場所：のど仏の高さで総頸動脈が拍動している部分。

効能：胸のつかえを取り除き、 炎症を抑える。

カッサ 上から下へツボを刺激しながらカッサをゆっくり流す。 **温灸** 温灸でのどの周りがしっかりと温もるまで温める。

他にも 「四神聡・攢竹・上星」 のツボもおすすめです。

温灸・カッサの**使い方**について

迎香	晴明	人迎

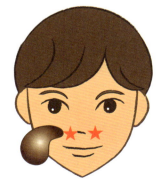

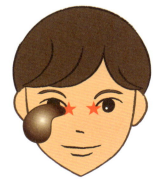

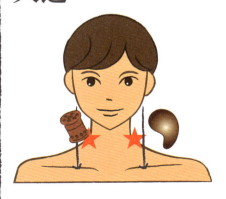

カッサプレートの細い部分にパインクリームを塗って迎香を直接刺激する。強い刺激をすると赤みやあざの原因になるので注意。

カッサプレートの細い部分にパインクリームを塗って晴明を直接刺激する。強い刺激をすると赤みやあざの原因になるので注意。

上から下へカッサプレートの陰部分を使いゆっくりと胸のつかえが取れることを意識しながら流していく。その後、温灸で温める。

高血圧症

血圧が130/85以上の方へ

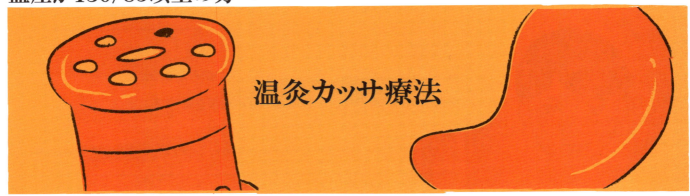

温灸カッサ療法

学びのポイント

> 肥満、高脂血症、糖尿病との合併は「死の四重奏」と呼ばれていました。現在はメタボリックシンドロームと呼ばれています。日本には4000万人の高血圧の人がいると推定されています（日本高血圧学会）。

　高血圧症とは、血圧が正常範囲を超えて高く維持されている状態です。自覚症状は何もないことが多いですが、虚血性心疾患、脳卒中、腎不全などの発症原因となるので臨床的には重大な状態であると言えます。

　食生活、肥満、ストレス、喫煙、運動不足などの生活習慣が原因であることが多いとされています。また塩分の摂取量が日本人は他の諸外国に比べて多い事も原因と考えられます。併発する症状として、むくみ・頻尿・不眠・動悸・息切れ・耳鳴り・全身の倦怠感などが挙げられます。

　食生活の見直しから、塩分を控えて、有酸素運動を行い、ストレスを溜め込まないようにすることが大切です。

　温灸・カッサでは症状により経絡の流れがありますので、様々なツボを使用して高血圧への対策を行います。特に「人迎」などは高血圧の特効のツボとして有名です。

MEMO

この症状におすすめのツボ

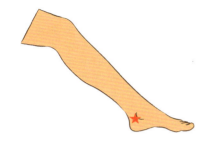

太渓（たいけい）
場所：足の内側で内くるぶしとアキレス健の間のくぼみ部分。

効能：腎の気を補って、むくみを改善させる。

| カッサ | 太渓から膝に向かって程よい力加減で刺激する。 | 温灸 | カッサで刺激後、温灸で左右の太渓を温める。 |

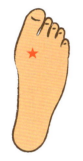

太衝（たいしょう）
場所：足の甲で親指と人差し指の間を指でなぞり動脈が拍動している部分。

効能：気持ちを落ち着かせて、イライラを鎮静させる。

| カッサ | ツボを直接カッサで程よい力加減で刺激する。 | 温灸 | カッサで刺激後、温灸で左右の太衝を温める。 |

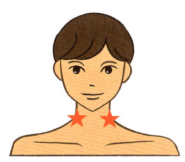

人迎（じんげい）
場所：のど仏の高さで総頸動脈が拍動している部分。

効能：血圧を安定させる。

| カッサ | 上から下へツボを刺激しながらカッサをゆっくり流す。 | 温灸 | 温灸でのどの周りがしっかりと温もるまで温める。 |

他にも「心兪・三陰交・壇中」のツボもおすすめです。

温灸・カッサの使い方について

太渓
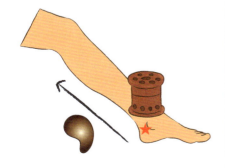

カッサプレートの陽部分を使い、太渓から膝に向かって流した後に、温灸で左右のツボをしっかりと温める。

太衝
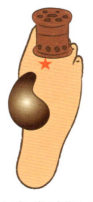

カッサプレートの細い部分を使い、直接ツボを刺激する。温灸後、温まりが弱い場合は追加でカッサで刺激もOK。

人迎
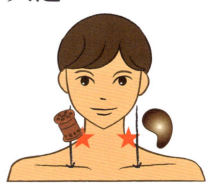

上から下へカッサプレートの陰部分を使いゆっくりと胸のつかえが取れることを意識しながら流していく。その後、温灸で温める。

認知症

物忘れが激しくなってきた方へ

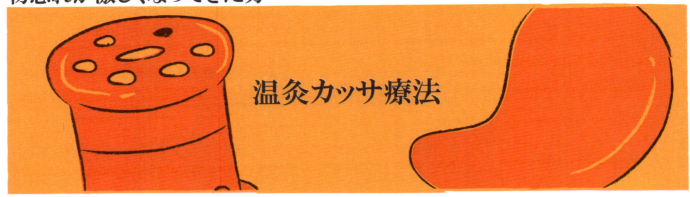

温灸カッサ療法

学びのポイント

認知症とは生後、正常に発達した種々の精神機能が慢性的に減退・消失することで、日常生活・社会生活を営めない状態をいいます。認知症は70歳以上人口において2番目に多数を占める障害疾患で全世界で3560万人が認知症を抱えています。

　認知症は脳の老化が原因で生じます。脳は、私たちの活動をコントロールしている司令塔です。司令塔である脳の細胞が死んでしまったり、うまく働かなくなったために認知障害がおこり、社会的生活力が失われた状態を認知症と言います。認知症のうちの約半数は、アルツハイマー病、そして脳血管性認知症が2割です。

　人の体は、仕事の無理・人間関係・ストレス・不規則な生活などの要因が重なり合いながら、気血のかたよりや滞りが起こってきます。そしてだんだんと身体の芯が冷え、自己治癒力が低下していきます。

　東洋医学では、これを「根元的な冷え」と呼び病の原因と考えます。東洋医学的な見方からすると、アルツハイマー病の原因であるβタンパクの分解力や除去力の低下は、まさに自己治癒力が低下した状態と考えられます。また、気血のめぐりが悪くなると瘀血がおこり、これが生活習慣病を招き認知症のリスクを上昇させます。

　東洋医学では、気血の流れを整え、「冷え」をとることで、人が本来有している自己治癒力をきちんと働くように促します。つまり、東洋医学でアルツハイマー病の原因であるβタンパクの分解力や除去力の低下を防ぐ、あるいは遅らせることが期待できます。

MEMO

この症状におすすめの**ツボ**

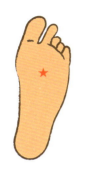

湧泉（ゆうせん）

場所：足の指を曲げた時に、深いくぼみが出来る部分。

効能：気を湧き出させて、体内に巡らせる。

カッサ	踵から湧泉に向かってカッサで流す。くすぐったい場合は温灸のみでもOK。	温灸	左右の湧泉を10分ほど温灸で温める。

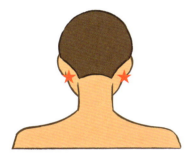

完骨（かんこつ）

場所：後頭部で耳の後ろにある骨のくぼみ部分。

効能：精神を安定させて、脳血流を改善させる。

カッサ	パインクリームを使って後頭部のラインに沿って刺激する。無理な力を加えて刺激すると揉み返しの原因になるので注意。	温灸	パインクリームを使用した後に温灸で10分～15分温める。

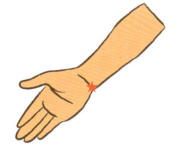

神門（しんもん）

場所：手のひら側。手首のしわの上で小指側の部分。

効能：心の気を補い、精神を安定させる。

カッサ	小指に向かってカッサで赤みが出るまで優しく擦る。	温灸	パインクリームを使用した後に温灸で10分～15分温める。

他にも「百会・四神聡・内関」のツボもおすすめです。

温灸・カッサの**使い方**について

湧泉

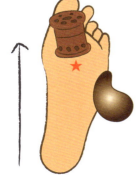

パインクリームを塗って温灸で温めた後、カッサの陽部分を使い、踵から湧泉に向かって足裏をまんべんなく擦る。

完骨

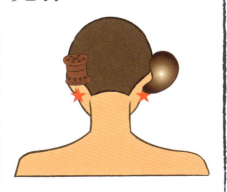

パインクリームをカッサの細い部分につけて後頭部のラインに沿ってツボを刺激する。その後、温灸でしっかりと温める。

神門

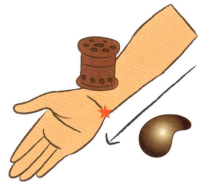

パインクリームを塗って温灸で温めた後、カッサプレートの陽の部分を使い手の小指に向かって刺激する。

更年期障害

イライラ・ほてりが気になる方へ

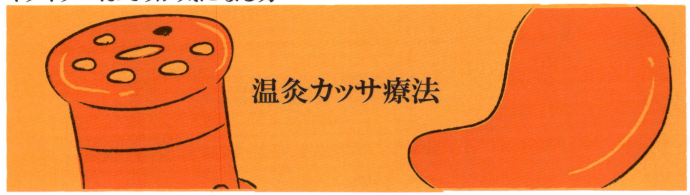

温灸カッサ療法

学びのポイント

女性では、閉経（50歳前後）に女性ホルモンであるエストロゲンが低下することにより発生します。男性では概ね40歳以降、加齢やストレスなどにより男性ホルモンであるテストステロンが低下することにより発生します。

　西洋医学では、更年期障害の主な原因は、ホルモンバランスの乱れによるものと定義されています。東洋医学においては、更年期障害と呼ばれる病名は存在しておらず、すべての病は身体のバランス、つまり、「気」「血」「水」のバランスが崩れることにより生じるとされています。

　又、東洋医学では、「腎気」と言われる概念があります。「腎気」は、「陰」と「陽」の二つの機能のバランスが整うことで正常を保つことが出来、身体のバランスも同時に維持されるようになります。この「陰」と「陽」のバランスが崩れた時は「腎虚」になり、身体に様々な不調を生じるようになると定義されているのです。陽とは、「身体を温める機能」「下半身」「五臓六腑の五臓」「気」などに当たります。これに対し、陰とは「身体を冷やす機能」「上半身」「五臓六腑の六腑」「血」「水」などに当たります。西洋医学における更年期障害とは、東洋医学における「陰」「陽」のバランスが崩れた状態のことをいいます。

　この「陽」と「陰」のバランスが崩れると、ほてり・多汗・不眠・免疫・体力低下などの身体の異常を生じるようになるとされているのです。このように、東洋医学では、更年期障害を「腎気の衰え、または乱れ」であるという考えが、根底にあります。

MEMO

この症状におすすめのツボ

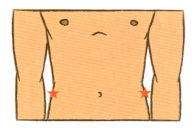

帯脈（たいみゃく）

場所：側腹部。 へそと同じ線上で第11肋骨の先端部分。

効能：月経を整えて、 おりものが漏れないようにする。

カッサ 側腹部からツボを通ってへそまでカッサで流す。腹部が固い場合は数回動作を繰り返す。

温灸 カッサで刺激後、温灸で左右の帯脈を温める。

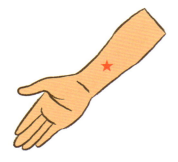

内関（ないかん）

場所：手のひら側。 手首のシワから肘に向かって指3本分上の部分。

効能：気の巡りを整えて、 胸のつかえを取り除く。

カッサ 手のひらに向かってカッサで赤みが出るまで優しく擦る。

温灸 パインクリームを使用した後に温灸で10分〜15分温める。

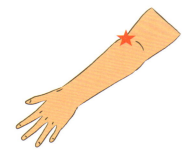

曲池（きょくち）

場所：腕の外側。 肘を曲げた時に出来るしわの端の部分。

効能：気を巡らせて、 体内の余分な熱を取り除く。

カッサ 親指に向かってカッサで赤みが出るまで優しく擦る。

温灸 パインクリームを使用した後に温灸で10分〜15分温める。

他にも 「天柱・完骨・神門」 のツボもおすすめです。

温灸・カッサの使い方について

帯脈

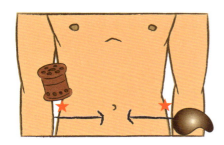

カッサプレートの面部分を使いへそに向かっての流れを整える様にしっかり流す。カッサで流した後に、温灸で左右のツボをしっかりと温める。

内関

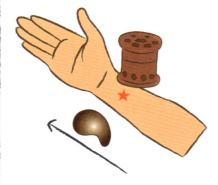

パインクリームを塗って温灸で温めた後、カッサプレートの陽の部分を使い手のひらに向かって刺激する。

曲池

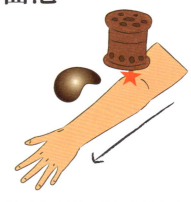

パインクリームを塗って温灸で温めた後、カッサプレートの陰の部分を使い親指に向かって刺激する。

冷え

手先が冷たく、内臓の働きが弱い方へ

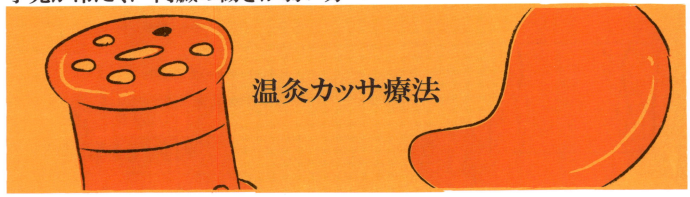

温灸カッサ療法

学びのポイント

冷えとは一般的に、「手足や腰、下半身などがいつも冷たい症状、またはその体質」のことを言います。冷えが原因となって肩こり、腰痛、不眠、手足のむくみ、肌荒れなど、トラブルや病気を引き起こしていきます。

　冷え性は西洋医学では病気とは認められませんが、東洋医学では「冷えは万病のもと」と言われており、冷え性に対する改善方法などが重要視されています。

　東洋医学では、体が冷えて血の巡りが悪くなると「冷え性」で、体中の水分の代謝機能の低下が「むくみ」であり、ストレスの溜まり過ぎが気力の低下につながると考えられています。

　そして、これらを「気」「血」「水」の3つに分けて、これらのバランスを整えることで体が健康になるとも考えられています。

　体が冷えて血の巡りが悪いということは、血の巡りが悪くなったために体が冷えるとも考えられますが、それは体の水分の代謝も悪いということで、気持ちに活気がなくなり心まで冷えてしまうことになります。たかが冷え、と軽く考えずに、体中に冷えが溜まり過ぎる前に冷えは解消すべき現象なのです。

　東洋医学での冷え性改善策の一つとして温灸やカッサがありますが、温灸やカッサは冷え性を改善するだけでなく、むくみや気力など体のバランスの乱れを全体的に整える作用がありますから、体質改善にも役立つとされています。

MEMO

この症状におすすめのツボ

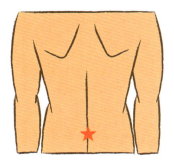

命門（めいもん）

場所：腰側。へその高さで腰の中心線部分。

効能：体を温めて、腎の機能を高める。

温灸 温灸で腰・背中周りがしっかりと温もるまで温める。

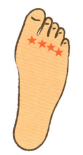

八風穴（はっぷうけつ）

場所：足の甲側。親指から小指までのみずかきの部分。

効能：足先の血流を改善させる。

カッサ 直接ツボをカッサで刺激する。

温灸 左右の八風穴を10分ほど温灸で温める。

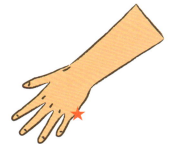

後渓（こうけい）

場所：手の甲で小指の付け根。手のひらとの境目部分。

効能：手先の血流を改善させる。

カッサ 直接ツボをカッサで刺激する。パインクリームを使用すると滑りが良くなる。上手くツボにカッサが当たると小指全体に鈍い痛みがある。

温灸 左右の後渓を10分ほど温灸で温める。

他にも「公孫・太衝」のツボもおすすめです。

温灸・カッサの使い方について

命門

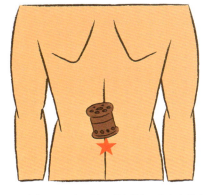

命門を中心に温灸で腰・背中がしっかりと温もるまで温める。

八風穴

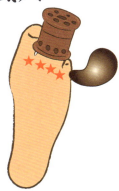

カッサプレートの細い部分使って八風穴を直接刺激する。細かい部分になるのでしっかり流す。その後、温灸で温める。

後渓

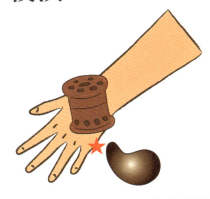

カッサプレートの細い部分使って後渓を直接刺激する。ツボに当たり難いところなのでカッサプレートの使用方法を工夫して刺激。その後、温灸で温める。

尿漏れ

トイレの後に違和感がある方へ

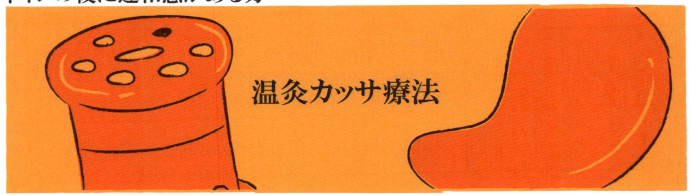

温灸カッサ療法

学びのポイント

50歳以上のシニアのうち尿漏れを経験した人は3人に1人に上り、有症者は約900万人。尿もれ（尿失禁）と頻尿は同じものです。過活動膀胱という言葉も使われるようになってきました。

(1) 突然おしっこをしたくなるが、トイレに間に合わない。

(2) くしゃみ、咳でおしっこがもれる。

(3) 坂道や階段を下るとき、重いものを持つときにもれる。

(4) 出産後、おしっこがもれるようになった、という状態。

　尿もれのタイプにはお腹に力を入れるともれる腹圧性、脳梗塞や脳出血などの後遺症のような中枢性の障害や髄膜炎から神経障害となったような神経因性、膀胱自体に問題がある非神経因性、そして溢流性があります。

　神経と膀胱の筋肉の間に神経・筋接合部というところがあり、神経からアセチルコリンという物質が出てきて膀胱の筋肉に引っつくと、膀胱が収縮します。正常な膀胱では排尿時にはアセチルコリンという物質が働いて筋肉を収縮させています。このアセチルコリンが過剰に出ていて、いつも収縮するような状態となったのが過活動膀胱です。

　尿漏れ改善に効果的な食材は生姜や葱、シナモンや根菜です。黒ゴマや黒豆、松やクコの実、カボチャの種やクルミ、銀杏、山芋、鰻、大豆も良いです。

　お勧めのツボは、百会（ひゃくえ）・八髎穴（はちりょうけつ）・肺兪（はいゆ）・腎兪（じんゆ）です。

MEMO

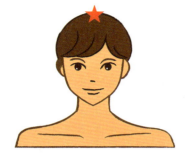

百会（ひゃくえ）

場所：左右の耳の穴を結んだラインと眉間の中心から頭のてっぺんに向けたラインが頭上で交わる部分

効能：陽気を上げて、意識をはっきりさせる。

| カッサ | 百会のツボを中心に頭全体をカッサを使ってまんべんなく刺激する。 | 温灸 | 温灸でツボを10分～15分温める。 |

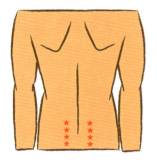

八髎穴（はちりょうけつ）

場所：仙骨部分。上髎・次髎・中髎・下髎を合わせて八髎穴という。

効能：尿漏れを防いで、下半身を温める。

| カッサ | 八髎穴のツボを中心に仙骨全体をカッサを使ってまんべんなく刺激する。 | 温灸 | 温灸で仙骨・腰周りがしっかりと温もるまで温める。 |

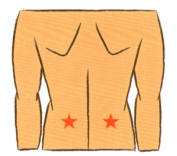

腎兪（じんゆ）

場所：へそのラインで、背中の中心から4.5cm外側の部分。

効能：腎の機能を高め、陽気を高める。

| カッサ | 腎兪から背中に向かって下から上にカッサで刺激する。 | 温灸 | 温灸で腰・背中周りがしっかりと温もるまで温める。 |

他にも「肺兪」のツボもおすすめです。

温灸・カッサの使い方について

百会

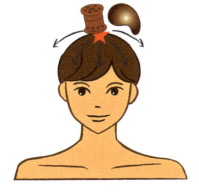

百会を中心にカッサプレートの陰部分を使い髪の毛の流れを整える様にしっかり流す。カッサプレートで刺激後、温灸で温める。

八髎穴

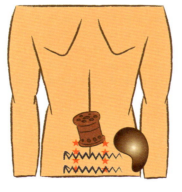

仙骨や腰が温灸で十分に温まった後に、カッサプレートの陰部分を使い、仙骨全体をまんべんなく擦る。

腎兪

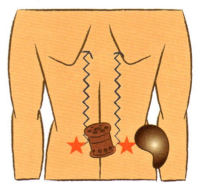

腰や背中が温灸で十分に温まった後に、カッサプレートの陰部分を使い、腎兪から背中に向かって擦る。

下痢・便秘

腸の調子が良くない方へ

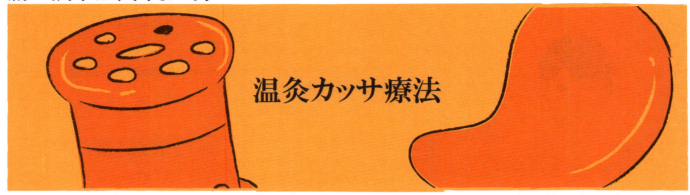

温灸カッサ療法

学びのポイント

下痢の種類は2種類あり、2週間以内だと急性下痢、2週間以上続く場合は慢性下痢と呼びます。便秘は消化管の狭窄や閉塞による便の通過障害、慢性型機能性便秘など多岐にわたります。

　急性下痢は、急激にくる一過性の下痢であり、通常1〜2週間でおさまるといわれています。冷えによる下痢、心因性の下痢、細菌による下痢、消化不良による下痢、牛乳などのアレルギーによる下痢があり、一番多いのが細菌などによる感染性だと言われています。

　また急性下痢の多くの場合、腹痛のほかに、嘔吐や吐き気、発熱を伴うと言われています。コレラや赤痢は、法定伝染病として指定されており、隔離治療をしなければなりません。

　慢性下痢の場合には、急性下痢とは違い、なんらかの病気が原因で引き起こされている場合があると考えられています。

　潰瘍性大腸炎、クローン病、大腸がんなどの腸の疾患による下痢の場合や、胃・膵臓・肝臓の疾患による下痢の場合、甲状腺機能亢進症、糖尿病などの代謝異常による下痢の場合、ストレスなどの心因性の下痢があります。

　最近では、ストレスや不安、緊張が原因で起こる過敏性腸症候群（IBS）が一般的になってきており、腸に異常がないのに慢性的に下痢が続く、下痢と便秘を繰り返すといった症状がみられるのが特徴だといわれています。

　お勧めのツボは、支溝（しこう）・上巨虚（じょうこきょ）・天枢（てんすう）・中脘（ちゅうかん）・大腸兪（だいちょうゆ）です。

MEMO

この症状におすすめのツボ

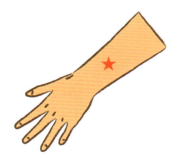

支溝（しこう）

場所：手の甲側。 手首のシワから肘に向かって指4本分上の部分。

効能：気の働きを整えて、 体内の余分な熱を取り除く。

カッサ 手の甲に向かってカッサで赤みが出るまで優しく擦る。 **温灸** パインクリームを使用した後に温灸で10分〜15分温める。

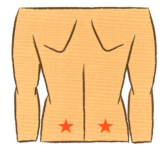

大腸兪（だいちょうゆ）

場所：骨盤のラインで、 背中の中心から4.5cm外側の部分。

効能：気の詰まりを改善させて、 胃腸の機能を回復させる。

カッサ 大腸兪から背中に向かって下から上にカッサで刺激する。 **温灸** 温灸で腰・背中周りがしっかりと温もるまで温める。

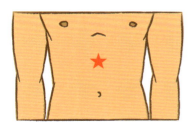

中脘（ちゅうかん）

場所：腹部側。 正中線上でへそとみぞおちの中間部分。

効能：胃腸の機能を改善させる。

カッサ みぞおちからへそに向かって上から下にカッサで刺激する。 **温灸** 温灸でみぞおち・へそ周りがしっかりと温もるまで温める。

他にも「上巨虚・天枢」のツボもおすすめです。

温灸・カッサの使い方について

支溝

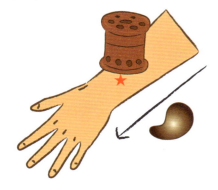

パインクリームを塗って温灸で温めた後、カッサプレートの陰の部分を使い手の甲に向かって刺激する。

大腸兪

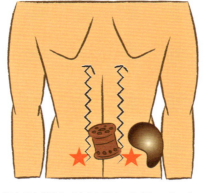

腰や背中が温灸で十分に温まった後に、カッサプレートの陰部分を使い、大腸兪から背中に向かって擦る。

中脘

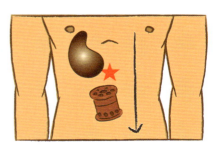

カッサプレートの大きい面の部分を使いへそに向かって優しく刺激する。その後、温灸で温める。

眼精疲労

視界がぼやけてはっきりしない方へ

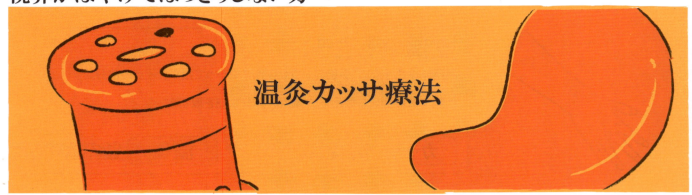

温灸カッサ療法

学びのポイント

眼精疲労とは読書等のように眼を持続的に使った時に、疲労感や重圧感だけでなく全身の疲労や頭痛、肩こり、吐き気等が起こる事をいいます。眼精疲労は（1）眼に原因があるもの（2）全身に原因があるもの（3）精神的なもの（4）環境的なものの4つに分けられます。

最初に大切なことは、眼精疲労の背後になにか病気が隠れていないかをチェックすることです。視力や眼圧、眼底、視野、眼球運動などの検査を受けて病気が見つかったらその治療をします。原因を特定できない場合にも、ビタミンB製剤（細胞の新陳代謝を助けます）の点眼で、症状が改善することがよくあります。

メガネやコンタクトレンズを使用している人では、それらが目にあっているかのチェックも重要です。作業時の照明の明るさ、姿勢をチェックしてみましょう。パソコンを使うのであればその位置も重要です。パソコン作業中はこまめに休憩をとって目を休め、軽い体操をしてください。

室内が乾燥したり空調の風が目にあたるとドライアイを引き起こします。また、眼精疲労の意外な原因として、周囲の人のたばこの煙もあげられます。また、睡眠を十分とりましょう。寝不足の時には、目を使う時間が長くなる一方で目を休める時間が減るのですから、目が疲れて当然です。趣味や散歩、スポーツなどでストレスを解消しましょう。

お勧めのツボは、合谷（ごうこく）・太陽（たいよう）・晴明（せいめい）・四白（しはく）・風池（ふうち）・天柱（てんちゅう）です。

MEMO

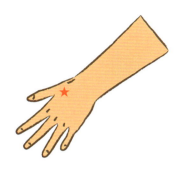

合谷（ごうこく）

場所：手の甲で、人差し指の付け根と手首の中点部分。

効能：体内の余分な熱を取り除き、顔面の疾患に良く効く。

| カッサ | 直接ツボをカッサで刺激する。パインクリームを使用すると滑りが良くなる。上手くツボにカッサが当たると手の甲全体に鈍い痛みがある。 | 温灸 | 左右の合谷を10分ほど温灸で温める。 |

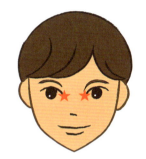

晴明（せいめい）

場所：目頭のすぐ近くのくぼみ部分。

効能：目の疲れを取り除き、視界をはっきりとさせる。

| カッサ | 直接ツボをパインクリームを使用しカッサで刺激する。顔の皮膚はデリケートなので優しく擦る。 |

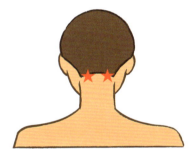

天柱（てんちゅう）

場所：後頭部で首の中心から僧帽筋の盛り上がりの直後のくぼみ部分。

効能：首のコリを取り除き、血流を改善させる。

| カッサ | パインクリームを使って後頭部のラインに沿って刺激する。無理な力を加えて刺激すると揉み返しの原因になるので注意。 | 温灸 | パインクリームを使用した後に温灸で10分～15分温める。 |

他にも「太陽・四白・風池」のツボもおすすめです。

温灸・カッサの**使い方**について

合谷

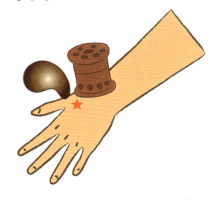

カッサプレートの細い部分使って合谷を直接刺激する。ツボに入ると痛みが強いので、力加減に気をつける。その後、温灸で温める。

晴明

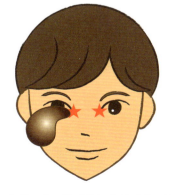

カッサプレートの細い部分にパインクリームを塗って晴明を直接刺激する。強い刺激をすると赤みやあざの原因になるので注意。

天柱

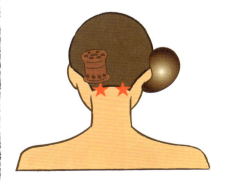

パインクリームをカッサの細い部分につけて後頭部のラインに沿ってツボを刺激する。その後、温灸でしっかりと温める。

Lesson 3
カッサ療法について

刮痧（カッサ）トリートメント

刮痧とは・・・
中国伝統医学療法

　鍼ができる前の石の治療具で病気を治療する物として使われており、カッサは「気」と「血」の通り道である経絡にある滞りを取り、経絡を通すことにより不調を和らげることを目的とした中国伝統医学の基礎理論に基づくデトックスです。一般的には水牛の角や石でできた板状のヘラ、れんげなどを使用します。カッサは漢字では「刮痧」と書き、中国語では「クワシャ」「グワシャ」と発音します。「刮」は「こする」という意味で、「痧」はカッサで刺激をした際に経絡の詰まりがある箇所に出る赤や紫の斑点のことです。

刮痧の効果

　カッサの効果は高く、特に顔のリフトアップや、むくみ取りは即効性があり、小顔効果の高さも特徴的です。他にも様々な効果が期待できます。

身体のカッサの効果

- 疲れが取れ、よく眠れる、気分が良くなり、元気が出る
- 頭や肩のこわばりをほぐす
- お腹やせ、脚やせなど痩身効果
- 関節痛がある方の痛みが緩和される
- 長時間の立ち仕事での足のむくみが緩和される
- 長時間のパソコン使用による目の疲れや偏頭痛が緩和される
- 陰陽調整、デトックス効果
- 頭皮カッサで髪がさらに健康になる

顔の美容カッサの効果

- リフトアップ効果
- 小顔効果
- 小じわ、ほうれい線などが薄くなる
- 顔のくすみをとって美白になる
- 血色が良くなり、健康的な顔色になる

教材

- Shawkea Stone（ショウキストーン）
　瑪瑙（メノウ）石を勾玉の形にしたShawkea Stoneを用い陰と陽を使い分け、顔・身体の経絡を調整します。解毒作用があり、身体を冷やさずにデトックスすることができます。効果がある天然石は同じ模様が2つとない石です。

- Pine Exe Cream（脱毛、白髪、関節炎など）

- Luxury Gold Active Beauty Essence（たるみ、しみ、シワ、乾燥など）

その他用意するもの

消毒液・コットン・タオル1枚・ひざ掛け・タイマー・髪溜め・鏡・ゴミ箱

中医学刮痧基本知識

刮痧器具及び刮痧剤について

①器具：刮痧プレート

その他の器具・・・れんげ（陶器）、ボタン（貝）、磁器製の腕、酒杯等
　　　　　　　水牛は破血となるので顔面には使用しません。顔面には、東洋医学の角度から瑪
　　　　　　　瑙が最も適しています。

②刮痧剤：刮痧活血剤

その他の刮痧剤・・・水・アルコール・油（胡麻油・菜種油・豆油・植物油等）。顔面には、す
　　　　　　　べりのよいオイル・クリームを使用します。

基本技法

①刮痧（カッサ）：媒質を体につけて器具で一定部位を削るようにこすり、皮膚局部を赤く充血させ、暗紫
　　　　　点を浮かび上がらせます。方法としては、経絡の方向に沿ってこすります。

②抓痧（ソウサ）：施術者が五本の指を用いて、身体表面の部位を摘まんで引き寄せます。
　　　　　締めては緩め、摘まむときは強く力を加えます。この動作を迅速に行うことで皮膚に赤い
　　　　　筋を浮かび上がらせます。

③扯痧（タサ）：施術者が人差指と中指を曲げた状態で冷水もしくは白酒に浸し、その指を用いて一定
　　　　　部位を繰り返しつまんで引っ張り、紫色の痧点が現れるほどまで皮膚を赤く充血させます。
　　　　　この時、動作は通常迅速かつ力を入れて行います。

④揪痧（シュウサ）：施術者が手指や関節を用いて一定部位に充血斑を作ることを言います。
　　　　　このとき、左右にひねり皮膚に赤紫の斑点を作らせます。

⑤擠痧（セイサ）：一定部位を捻り押していきます。反復して行います。
　　　　　（目の下のクマなどに使用される。リンパの詰まりを流す。）

⑥拍痧（ハクサ）：一定部位を叩きます。

⑦放痧（ホウサ）：充血斑の部位を梅花鍼、三陵鍼等で刺して瀉血をします。

臨床運用

1）部位

①頭頸部：両頸部は刮痧。頸前面は揪痧を主に。頸後面は刮痧、拍痧。顔面部は刮痧

②体幹部：刮痧、拍痧、放痧、擠痧

③四肢部：刮痧、拍痧、放痧、擠痧

2）適応症： シミ、しわ、たるみ、美白、顔面マヒ、むくみ、肥満、便秘、冷え性、疲労、近視等

●気を流す
●ツボを刺激する
●補法
●瀉法
●たたく
●波

陰陽の使い方：経絡に合わせて陰陽を使い分けます。
陰経にはカッサストーンの陽の部分で、陽経には陰の部分で施術します。

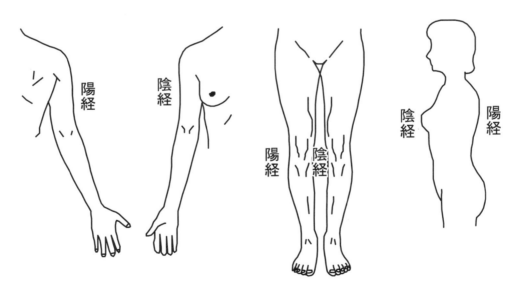

陽経・陰経の表裏関係

注意事項
①刮痧剤のパッチテスト。日本はソフトカッサを用います。
②経絡、経穴に刺激するので強い刺激にならない様にします。
　経絡の順行に沿っての施術が基本です。経絡は経脈と絡脈があり経脈は太く深い場所、経脈は小さく浅い場所で深さには浅深があり天、人、地に分類されます。皮膚の場合表皮は天、真皮は人、皮下組織は地と分けられます。

　表皮表面に流れる気は衛気であり、深さにより栄気、営気と分別されます。顔面の艶を出すときは天、むくみがあり、リンパの流れをよくする深さは人、筋肉は地に相当、顔面麻痺の治療などは地の部位を刺激します。この深浅は気、水、血に相当します。

③顔面には、上質のエッセンスを使用することが重要です。
　今回は、金箔エキスなどが入っている、Luxury Gold Active Beauty Essence（ラグジュアリー ゴールド アクティブ ビューティ エッセンス）を使用します。

④弁証では、内治と外治に分けられます。
　経穴は内臓の状態を表し、またパワースポットであり経絡を通して内臓にアプローチします。

顔

　顔には手陽明大腸経、足陽明胃経、手太腸小腸経、足太腸膀胱経、手少陽三焦経、足少腸胆経、任脈、督脈の8本の経絡が通っています。
　それぞれの経絡の滞りが顔の経絡上に生じると、様々な美容トラブルを招きやすくなり、そのトラブルは内臓の状態をも表します。
　また、細かい筋肉が30以上もある顔の表情筋が硬くなってしまうと、血行不良や老廃物の蓄積が生じることで、むくみやたるみ、くすみといった様々な悩みとなって表れます。

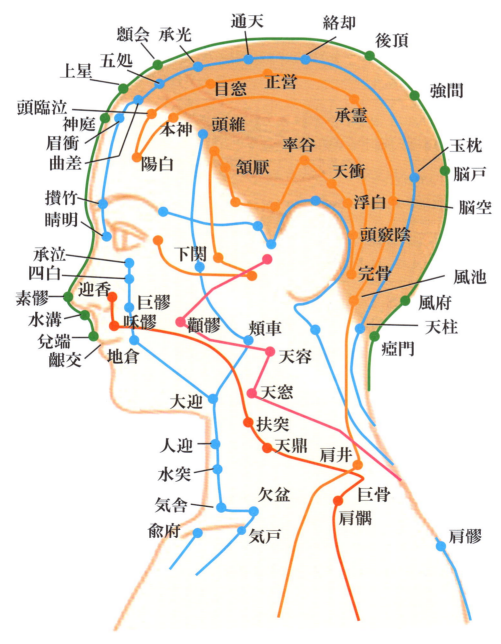

顔面・耳回りのツボと効能

ツボ名	経絡	効能
百会 ひゃくえ	督脈	多くの経絡がここに「会合して集まる」という意味。 脳障害、頭の病気、不眠、頭痛、ノイローゼ、痔
四神総 ししんそう	絡外奇穴	鼻の病気、頭痛、首のこり、腰の冷えや痛み
神庭 しんてい	督脈	「額から髪の毛に入る庭先にあたる精神情緒を安定させるツボ」という意味。 てんかん症状、鼻の病気、人事不省に陥ったとき、慢性鼻炎、蓄膿症、めまい
陽白 ようはく	胆経	「目を明らかにする、すなわち、眼病を治す」という意味。 まぶしい、涙がしきりに出る、角膜の白翳、トラコーマ
迎香 げいこう	大腸経	顔面神経麻痺、鼻づまり、嗅覚異常、むくみ、唇の腫れ、喘息
水溝 すいこう	督脈	「鼻水が流れる溝、あるいは督脈の経水が流れる溝」という意味。 てんかん発作、脳出血、ヒステリー、ショック、糖尿病
地倉 ちそう	胃経	地つまり土（脾・胃）の気を口から取り入れ、胃に収める。 高血圧、顔面神経痛による口の歪み、胃痛、口臭、言葉もつれ
承漿 しょうしょう	任脈	「よだれなどを下から受ける位置にあるツボ」という意味。 言語障害、半身不随の症状で話ができないとき、むくみ
大迎 たいげい	胃経	大腸経と胃経が交会するツボ。 顎のむくみ、顎の痛み、口の痙攣、下歯の痛み、痙攣
頬車 きょうしゃ	胃経	「顎の関節、動く骨」の意味。 歯痛、顎関節症
聴宮 ちょうきゅう	小腸経	「ものをとっくりと聞く場所の中心部である」という意味。 耳鳴り、難聴の特効穴、耳の病気、めまい、結膜炎、視力減退、 記憶力減退、顔面筋の病気や頭痛
巨髎 こりょう	胃経	「頬骨の内側のすき間」という意味。 目、歯、鼻の疾患、顔面神経麻痺、三叉神経痛
四白 しはく	胃経	美白、眼精疲労、目のかすみ、顔面痙攣、蓄膿症、めまい、三叉神経痛
承泣 しょうきゅう	胃経	「目の下にあって涙をうけるツボ」という意味。 眼疾患、目の腫れ、充血、炎症性眼疾患。

皮膚の構造

　皮膚（肌）は、身体の一番外側にあって常に何らかの外的ストレスを受けています。外的ストレスの中でも特に紫外線による皮膚（肌）へのダメージは、シミ、しわ、たるみなど様々なトラブルの要因となっています。

　こういったダメージの症状がすぐに表れることは希で、ほとんどが10年後や20年後に表れることから、皮膚（肌）の手当てが疎かになりがちです。

　そのためにダメージから回復するためのスキンケアはとても大事なことで、ケアをしたかどうかで後に差が出てきます。

　スキンケアは皮膚（肌）の基本的な仕組みを知ることで、効果的、効率的なケアが出来るようになります。こういった皮膚（肌）の基本的な情報や知識を押さえておくと、逆にダメージを与えてしまうような間違ったケアをすることもなくなります。

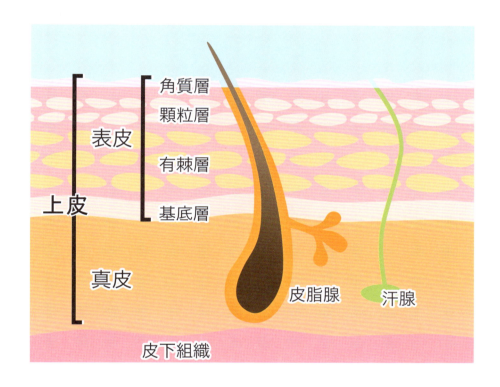

　人の皮膚構造を断面で見ると、図のようになっています。

　皮膚の表面に近い部分を表皮と言い、その下に真皮があります。これら表皮と真皮をあわせて上皮と言います。真皮の下には皮下組織があり、この皮下組織の中に皮下脂肪などがあります。これらの上皮と皮下組織が、人の皮膚組織を構成しています。

　皮膚組織は、身体全体を覆うことで、身体の内部を様々な外部環境から守っています。また、体内の水分が、外に逃げないようにする役目も果たしています。

温灸療法

温灸とは
中国伝統医学療法
　中国医学の基本的な考え方の中に、「経絡の流れを良くすることによって私達の病を癒し、健康維持に役立つ」という理論があります。伝統的な健康維持に利用している方法として体内から健康にする漢方療法（内治）と体外からツボを温める温灸療法（外治）の考え方です。
　温灸でツボを温めることによって血流促進・自律神経の安定、ホルモンバランスを整える、局所の冷え改善、デトックスなどといった効能を得ることが出来ます。また、外治と内治を組み合わせることによってより一層健康維持に繋がります。

温灸の効果
・血流促進
・筋肉のこりや疲れの緩和に
・神経痛や筋肉痛の緩和に
・疲労回復に
・胃腸の調子を活発に
・手先・足先の冷えに
・自律神経の安定
・ホルモンバランスの調節

教材

・邵氏温灸器
　熱くなり過ぎない、跡が残らない、簡単で手軽に使える医療機器です。自然の木を使っているので身体にやさしく、妊婦や子供にも安心して使用いただけます。

・温灸剤
　もぐさを炭化させて煙を最小限にし、松節エキスとシナモンエキスを加えた松桂エキス配合の邵氏温灸器専用の温灸剤で、身体を温める効果が一層期待できます。

・Pine Exe Cream
　血流を改善させる松節エキスを含んだ良くのびて、すべりのよいタイプのクリームです。邵氏温灸器と一緒に組み合わせて利用するとより一層効果的です。

その他用意するもの

チャッカマン又はライター・布1枚・タオル1枚・灰皿・タイマー・ひざ掛け

注意事項

①低温火傷のおそれがありますので、熱いと感じたら温灸場所を変えるか、お手持ちの布を挟んでお使いください。

②汗をかいた後やお風呂あがりなど皮膚がぬれている時は、温灸をする前にしっかりとふいてください。水ぶくれの原因となります。

③耳や頬など皮膚の弱い場所に温灸をする時は、熱いと感じたら反対側を温めるというようにこまめに温灸場所を変えてください。

④温灸器を同時に複数個使用することはできますが、同じ箇所に使用する場合は、最低2時間以上間隔をあけてください。

あとがき

　本書は現代で多く診られる疾患に対して、中国の伝統的な民間療法に基づき温灸・カッサを利用して「東洋医学がどの様なアプローチで対応出来るか？」をまとめたものです。「日々どうすればこの疾患が良くなるだろうか？」と悩まれている患者様に対して、内治療法と併用して外治療法として温灸・カッサを使用することで手助けになればと思いこのテキストの作成を開始しました。

　それぞれの疾患について、［学びのポイント］・［ツボ］・［使い方］を記しています。［学びのポイント］は、疾患に対して押さえていただきたい内容です。［ツボ］では、場所や効能を一緒に学んでいただきたいと思います。［使い方］は、温灸・カッサの具体的な利用方法を記していますので、是非参考にしていただければと思います。

　実際に温灸・カッサを利用して疾患に対応しますと、腰の可動域に変化があったり、基礎体温が上がったり、良く眠れるようになったりと嬉しい声も沢山の方からいただいております。温灸・カッサで共通することは、ツボに刺激を与えるという部分です。中医学の考え方でツボに刺激を与えると気・血・水のバランスを正常に整えて、エネルギーを全身に運ぶ役割のある経絡の流れが良くなると考えられています。またそれ以外にも、体内の五臓六腑（肝・心・脾・肺・腎・胆・小腸・胃・大腸・膀胱・三焦）の働きも補助する役割があるとも言われています。何かの「病気」になるという事は、体内でそれぞれの働きやバランスが崩れてしまっている事が原因となる場合が多いので、温灸・カッサで働きを正常に戻すことも重要です。

　これからの時代に西洋医学だけでは全ての病気・疾患に対応出来ない事も考えられ、逆に東洋医学だけでは医療の発展が難しい部分があります。西洋医学と東洋医学を上手く組み合わせる事が病気の予防・改善、また健康に過ごす為のポイントだと考えます。

　本書の出版で東洋医学に対する関心が高まり、温灸・カッサの魅力がさらに広がっていく事を心より祈っています。最後になりましたが、本書発行に後援いただきました皆様に、深く御礼申し上げます。

２０１６年１０月吉日
カッサ療法推進会学術顧問・温灸指導士
鍼灸師　橋本　実沙樹

認定制度について

温灸カッサ講座修了証の発行

　子宝カウンセラーの会または一般社団法人統合医療生殖学会における温灸カッサ講座を2年以内で4回受講する事により温灸カッサ講座修了証が発行されます。

温灸指導士の認定

　修了証取得後、子宝カウンセラーの会または一般社団法人統合医療生殖学会における温灸カッサ講座を2年以内で4回受講する事により温灸指導士認定試験の受験資格を得られます。なお、温灸指導士認定試験は毎年9月の学術大会後に開催されます。

　修了証または、温灸指導士認定試験(受験料金・登録料金 6,000円)の申込みは学会事務局(078-242-1124)までお問い合わせ下さい。申込みの際、受講証明印が必要となります。また、カッサ療法士認定コースにつきましてはカッサ療法推進会事務局(06-6311-5181)までお問い合わせ下さい。

受講記録

項目	日付（西暦）	受講印	項目	日付（西暦）	受講印
うつ症	年　　月　　日		胃腸障害	年　　月　　日	
呼吸器疾患	年　　月　　日		花粉症	年　　月　　日	
ダイエット	年　　月　　日		高血圧症	年　　月　　日	
熱中症・夏バテ	年　　月　　日		認知症	年　　月　　日	
頭痛	年　　月　　日		更年期障害	年　　月　　日	
生理痛・不妊症	年　　月　　日		冷え	年　　月　　日	
美顔	年　　月　　日		尿漏れ	年　　月　　日	
腰痛	年　　月　　日		下痢・便秘	年　　月　　日	
肩こり	年　　月　　日		眼精疲労	年　　月　　日	

※該当の枠内へ受講日を記入の上、講義後に所定の場所にて受講印を押印します。

東洋医学療法
温灸カッサ講座テキスト

発行日	2016年12月1日　第1版1刷
著　者	邵　輝
企　画	橋本　実沙樹
編　集	橋本　実沙樹　本江　厚美　村田　萌
編集協力	中本　宗宏　柳田　浩二　鎌谷　功　浅野　文太　山口　庸仁 惠谷　晋策　野崎　利晃
発　行	健康プラス出版株式会社 〒651-0094　兵庫県神戸市琴ノ緒町2丁目3-10 http://www.kenko-plus.net
発　売	㈱本の泉社 〒113-0033　東京都文京区本郷2-25-6 TEL03-5800-8494　FAX03-5800-5353 http://www.honnoizumi.co.jp

© kenko-plus　2016年